Podrid's Real-World ECGs

Volume 4 Arrhythmias —Part B: Practice Cases

波德瑞德（Podrid）
临床心电图解析

（卷4B） 心律失常实例分析

Philip Podrid, MD · Rajeev Malhotra, MD, MS

Rahul Kakkar, MD · Peter A. Noseworthy, MD

〔美〕

菲利普·波德瑞德

拉吉夫·马尔霍特拉   主编

拉胡尔·卡卡尔

彼得·诺斯沃西

崔振双 郭继鸿   主译

天津出版传媒集团

天津科技翻译出版有限公司

著作权合同登记号:图字:02-2015-144

图书在版编目(CIP)数据

波德瑞德(Podrid)临床心电图解析.卷4,心律失常实例分析.B/
(美)菲利普·波德瑞德 (Philip Podrid) 等主编；崔振双等译.— 天津：天
津科技翻译出版有限公司, 2017.1（2021.9 重印）
书名原文：Podrid's Real-World ECGs: Volume 4B, Arrhythmias (Practice Cases)
ISBN 978-7-5433-3617-9

Ⅰ.①波…　Ⅱ.①菲…　②崔…　Ⅲ.①心电图—基本知识　Ⅳ.① R540.4

中国版本图书馆 CIP 数据核字 (2016) 第 147186 号

Chinese Translation ©2017 Tianjin Science & Technology Translation &
Publishing Co., Ltd.
Translation from the English Edition: Podrid's Real-World ECGs:
Volume 4B, Arrhythmias (Practice Cases)
Copyright 2015 Philip Podrid, MD; Rajeev Malhotra, MD, MS; Rahul
Kakkar, MD; and Peter A. Noseworthy, MD
All Rights Reserved.
Published by arrangement with Cardiotext Publishing LLC, Minneapolis,
Minnesota U.S.A.

中文简体字版权属天津科技翻译出版有限公司。

授权单位：Cardiotext Publishing LLC
出　　版：天津科技翻译出版有限公司
出 版 人：刘子媛
地　　址：天津市南开区白堤路 244 号
邮政编码：300192
电　　话：022-87894896
传　　真：022-87895650
网　　址：www. tsttpc. com
印　　刷：天津海顺印业包装有限公司分公司
发　　行：全国新华书店
版本记录：889×1194　16 开本　16 印张　200 千字
　　　　　2017 年 1 月第 1 版　2021 年 9 月第 2 次印刷
　　　　　定价：55.00 元

（如发现印装问题,可与出版社调换）

主　译　崔振双　郭继鸿
副主译　李俊峡　牛丽丽　陈　竹
译　者　（按姓氏汉语拼音排序）

陈　竹　中国人民解放军陆军总医院
崔振双　中国人民解放军陆军总医院
董红玲　中国人民解放军陆军总医院
贡玉苗　中国人民解放军陆军总医院
郭继鸿　北京大学人民医院
李俊峡　中国人民解放军陆军总医院
李晓冉　南方医科大学
刘建国　中国人民解放军陆军总医院
刘立新　中国人民解放军陆军总医院
牛丽丽　中国人民解放军陆军总医院
曲素萍　山东省济南市济钢医院心内科
唐　艳　中国人民解放军陆军总医院
田新利　中国人民解放军陆军总医院
王中鲁　中国人民解放军陆军总医院
武云涛　中国人民解放军陆军总医院
吴龙梅　中国人民解放军陆军总医院
许爱斌　中国人民解放军陆军总医院
徐　威　中国人民解放军陆军总医院
叶　舟　杭州临安市人民医院心内科
赵笑男　中国人民解放军陆军总医院

Philip Podrid, MD

Professor of Medicine
Professor of Pharmacology and Experimental Therapeutics
Boston University School of Medicine

Lecturer in Medicine
Harvard Medical School
Boston, Massachusetts

Attending Physician
West Roxbury VA Hospital
West Roxbury, Massachusetts

Rajeev Malhotra, MD, MS

Instructor in Medicine
Cardiology Division
Massachusetts General Hospital
Harvard Medical School
Boston, Massachusetts

Rahul Kakkar, MD

Massachusetts General Hospital
Harvard Medical School
Boston, Massachusetts

Peter A. Noseworthy, MD

Massachusetts General Hospital
Harvard Medical School
Boston, Massachusetts

译者序

自从 1901 年 Willem Einthoven 医生发明了心电图以来，因其检查方法简便易行，虽然经历百余年，目前仍然是评价心脏疾病的重要检查手段之一，特别是对于心律失常患者，医生要想得到正确的诊断也当然是心电图。而从即刻得到的心电图中正确地分析出心电的异常并非易事，特别是许多专科医生也没有得到充分的、系统的培训，很难去识别心电图微妙的异常。

《波德瑞德（Podrid）临床心电图解析》系列丛书由菲利普·波德瑞德和来自于马赛诸塞总医院的三位杰出的青年心脏病学家完成。其编排体例与一般的心电图教科书不同，该书将每一份心电图与临床直接结合在一起，每篇首先讲述临床情况，然后讲解重要心电图结果中的异常，对照临床进行心电图分析，图文并茂地讲解了关于心电图的读图技巧，同时为读者提供其中所涉及的电生理机制，并对心电图结果进行了深入的讨论，最后根据心电图的分析结果总结患者的临床问题和治疗方案，让读者通过练习病例并模拟实践中遇到的问题而学到心电方面的知识，是读者迅速掌握心电图解析方法不可替代的途径。

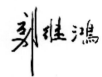

心电图由威廉姆·爱因托芬发明,在1901年首次报道,被誉为医学界最伟大的发明之一。爱因托芬的成就在1924年被认可,那年他获得了诺贝尔医学奖。

20世纪40年代早期,十二导联已经应用。50年前,当我结束心内科训练时心电图只是心脏病学家可以应用的很少的几种工具之一。此后,我们又接受了强化的心电图训练,而如今大部分进修课程却没有关于心电图的,课程重点已经转移至更新的高科技诊断技术上。然而心电图对于诊断心脏异常方面仍然非常重要。对于心律失常患者,医生最想得到的诊断信息是什么?当然是心电图。尽管医学的发展迅速,不断改变,心电图及相关知识却是永恒的。50年前正确的知识,今天也是正确的,50年后仍然正确。

《波德瑞德(Podrid)临床心电图解析》系列丛书应称作"真实世界心电图"。由菲利普·波德瑞德博士和来自马赛诸塞总医院的三位杰出的青年心脏病学家共同完成。该书为我们的自我教育提供了很好的机会(当然也寓教于乐)。受人尊敬的波德瑞德博士倾心于心电图事业已久。多年来他收集和保存了千余份心电图用于教学,不可思议的是用于本套丛书的心电图仅是他收集的一部分。

心电图教科书有其自身的章节划分标准,但本书是依据每个与临床实际病例紧密结合的心电图划分为不同章节的。每份心电图的第一页以视觉效果好、可读性强的形式出现,同时伴有临床状况的描述。之后心电图的异常特征被标识,仔细分析及详细地讨论。同时给出与患者心电图相关的临床问题及治疗的总结。

本系列丛书的第一卷覆盖了心电图的基础知识。之后的五卷包含心电图的所有内容:心肌异常,传导异常,心律失常,窄和宽QRS心动过速,第六卷包括了起搏心律,先天性异常和电解质紊乱的多种心电图改变。由于我仔细地阅读了这本书,非常享受这种过程。从心电图猜测临床问题是很有趣的。实际上,在我的教学过程中经常如此。举例来说,成人中左室肥厚伴劳损,常有三种情况:严重主动脉瓣疾病,肥厚性心肌病,高血压性心脏病。

这些书籍对于护士、医学生、住院医师以及心内科进修生等各种层次的人群,无论在他们实习或成为心脏病学家的过程中,均证实有教学价值。尤其对于欲获得心血管疾病委员会证书或换发新证的人有帮助,心电图知识会带来很大的优先权。

这些书籍的每位读者会情不自禁地被作者卓越的工作打动。波德瑞德、马尔霍特拉、卡卡尔和诺斯沃西博士应该为他们艰苦卓绝的努力骄傲。我相信其他读者会和我一样,发现并喜欢这些书籍。

罗曼·W. 德桑克蒂斯 医学博士
临床心脏病科荣誉主任,马萨诸塞总医院
杰姆斯,伊万雷恩·杰恩克斯,保罗·杜德雷·怀特 医学教授
哈佛医学院

心电图在 20 世纪初于荷兰问世,生理学家威廉姆·爱因托芬在人类活体体表记录了第一份跳动心脏的电活动。自此之后,心电图成为诊断怀疑有心脏问题患者必不可少的主力军。

原因显而易见。心电图机容易得到,检查简便易行,无创,廉价,可复制且对患者无伤害。心电图可提供即刻诊断信息,对于选择适当的治疗很重要,而且可记录急慢性心肌缺血的治疗效果,以及心律失常、传导异常、心腔结构变化、电解质和代谢紊乱、药物疗效及单基因遗传心脏异常心电图表现。心电图还是心脏病流行病学和危险分层研究有价值的工具。

在应用心电图的 110 多年的实践中,我们看到根据目前有创或无创诊断技术获得的信息显示心电图的价值不断改善,以上诊断技术包括:冠状动脉造影、心内异常搏动定位、传导异常、超声心动图、MRI 和基因评估。这意味着不仅专业的健康保健新手需要从心电图中得到所有的信息,更多的高年资医师同样需要不断地更新知识。

菲利普·波德瑞德博士是全球著名的心电图专家。他还是一名卓越的教师。当你将心电图和他的意见结合时,毫无疑问,你会得到一系列的"真实世界心电图",即得到只有一名真正的大师才拥有的临床心电图解析技巧和实践。我希望更多的读者可以从这些独特的再教育练习中获益。

海恩·J. 威廉斯 医学博士

心脏科教授

马斯特里赫特心血管病研究院

荷兰 马斯特里赫特

心电图作为最早应用在医学上的诊断工具,如今在医疗中仍然扮演着重要角色,尤其对于心律失常的诊断,心电图拥有无可替代的地位。

与其他医学检查手段相比,心电图的学习需要经常阅读并回顾实际临床当中的心电图资料。然而,许多基层医生迫切需要进一步掌握心电图相关知识,了解心电图异常的机制,但目前可用的资源无法满足需求。

在医学院教学中,没有将心电图分析作为重点来讲解,因此,许多医生没有得到充分的培训。现有的心电图教材仅仅列举了典型心律失常表现,既没有从深层次去理解临床电生理学的概念,也忽视了临床复杂性,因此,没有受过训练的医生很难去识别心电图微妙的异常。

为此,我们出版了这套心电图书籍,满足医学生与基层医务工作者日常工作需要。我们通过对一些临床中常见的心电图进行广泛而深入的分析,来强化读者的心电图技能。

《波德瑞德(Podrid)临床心电图解析》系列丛书共6册,书中有大量的精美插图,每份心电图都配有相应的临床场景,作者通过对心电图的详细分析,并从电生理学、流行病学及治疗策略等方面全面讲解心电图理论知识。

本书为第四册下卷,主要在于探讨心脏节律,包括窦房结、心房、交界性心律、室性心律。其他卷主要聚焦于各疾病心电图阅读的基本方式,因此对于疾病诊断是非常有价值的。

1. 主要介绍心电图阅读的基本知识,强调了阅读心电图过程中使用的方法及工具(卷1)。

2. 心房和心室肥厚,急性心肌缺血,急性及慢性心肌梗死,心包炎(卷2)。

3. 房室和室内传导异常,房室超速传导(卷3)。

4. 窄和宽波形心动过速及心律失常表现(卷5)。

5. 其他原因的心电图表现,包括:起搏器,电解质紊乱,后天性及先天性心脏病(卷6)。

每卷的开头都会对重要的心电图结果进行详细解释,这些结果与临床分类相对应。每一卷都会附带一帧病例心电图详解,这能使读者发现重要心电图结果中的异常,并且能够为读者提供其中所涉及的电生理机制信息。这部分包含一系列与主题相关的心电图。每一份心电图代表着一种临床场景来提高学生心电图分析的技巧。更重要的是,每一个病例都附有一份心电图(包含重要波形),并且我们对心电图结果进行了深入的讨论。

菲利普·波德瑞德,医学博士
拉吉夫·马尔霍特拉,医学博士,外科硕士
拉胡尔·卡卡尔,医学博士
彼得·诺斯沃西,医学博士

致谢

首先我要把这本书献给我的妻子薇薇安和我的儿子约书亚,多年以来,他们给了我无限的耐心、支持、鼓励和爱。我还要把这本书献给众多的心内科医生、医务人员、医学生,在过去 30 多年的教学工作中,从他们身上得到了很大的乐趣和荣誉感,同时也从他们身上学到了很多。

菲利普·波德瑞德

献给我的妻子辛迪、女儿萨佩娜、儿子桑杰,谢谢他们给予我的爱、支持和鼓励。

拉吉夫·马尔霍特拉

献给我的女儿米亚和伊拉,我的挚爱。

拉胡尔·卡卡尔

献给凯蒂和杰克。

彼得·诺斯沃西

目录

56 岁女性患者,患先天性主动脉瓣二瓣畸形,因进行性呼吸困难和心绞痛,接受瓣膜置换术治疗。手术过程顺利,术后常规心电图检查如下。外科医生怀疑手术致缓慢型心律失常,咨询心内科医生,评价是否需要安装永久型心脏起搏器。

该患者是否需要安装永久型心脏起搏器?

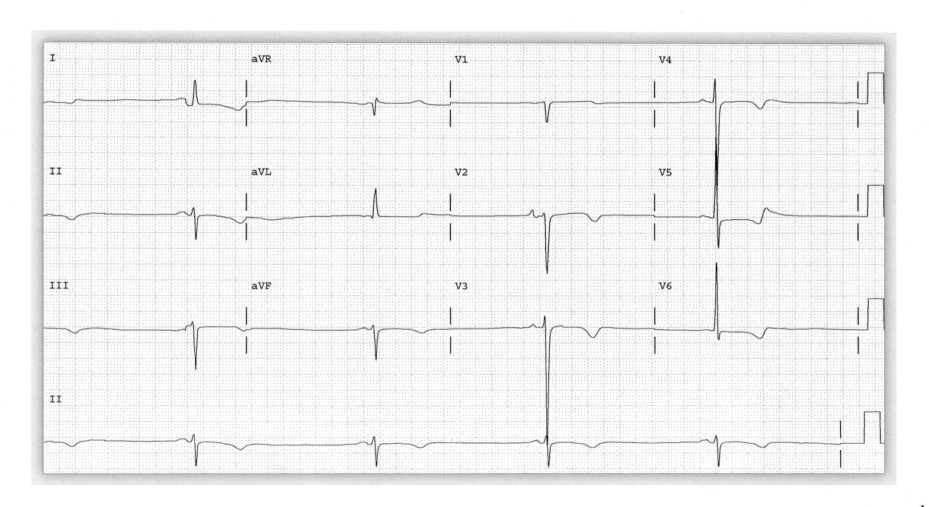

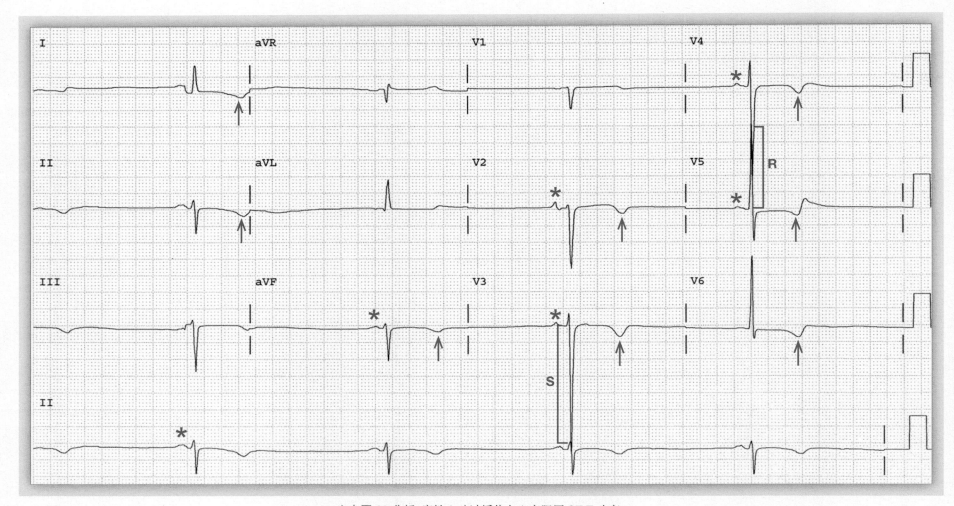

心电图 63 分析：窦性心动过缓伴左心室肥厚 ST-T 改变。

心电图显示心率 28 次/分,节律规整。*处为 P 波,呈单型性,出现在 QRS 波之前,在 Ⅰ、Ⅱ、aVF、$V_4 \sim V_6$ 导联直立,因此为窦性心动过缓。PR 间期固定(0.20s),QRS 波时限 0.10s,QT/QTc 间期正常(620/420ms)。电轴极度左偏,为 $-30° \sim -90°$(Ⅰ 导联 QRS 波主波向上,Ⅱ、aVF 导联 QRS 波主波向下,呈 rS 型),呈左前分支阻滞。引起电轴极度左偏的其他病因还有陈旧性下壁心肌梗死,心电图表现为 Ⅱ、aVF 导联深的初始 Q 波。该患者心电图 QRS 波幅增大($S_{V_3} + R_{V_5} = 60mm$),符合左心室肥厚(LVH)标准,即 V_3 导联 S 波深度 $+V_5$ 导联 R 波高度 $\geq 35mm$。LVH 可引起生理性电轴左偏,电轴一般在 $0° \sim -30°$(Ⅰ、Ⅱ 导联 QRS 主波向上,aVF 导联 QRS 主波向下)。更显著的电轴左偏 $-30° \sim -90°$(Ⅰ 导联 QRS 主波向上,Ⅱ、aVF 导联 QRS 主波向下)则不会由 LVH 所致,而是与传导功能障碍有关,尤其在左前分支阻滞或陈旧性下壁心肌梗死多见。ST-T 异常改变(↑)与心肌肥厚有关,提示慢性心内膜下心肌缺血。LVH 及与之相关的 ST-T 异常改变常见于重度主动脉瓣狭窄患者,这些患者的心肌重构引起了向心性肥厚。

主动脉瓣膜置换术后,缓慢型心律失常很常见。但典型的为房室传导阻滞,因为主动脉瓣与房室结的解剖学位置较近。主动脉瓣膜置换术后,持续的高度房室传导阻滞伴随症状者,是永久型心脏起搏器植入术的指征。患者发生显著窦性心动过缓,更常见的原因是术中麻醉药物的应用或术后迷走神经张力的增加。这种心动过缓大部分都能恢复正常,所以暂不必植入永久型心脏起搏器。不稳定的心动过缓伴有症状者,可植入临时起搏器,直到患者恢复正常窦房结功能。■

44 岁男性患者,主因间断心悸来心内科就诊,带有一份最近发病时的心电图。

心电图提示什么异常?
心律失常的机制是什么?
是否需要治疗?
如果需要治疗,什么治疗是有效的?

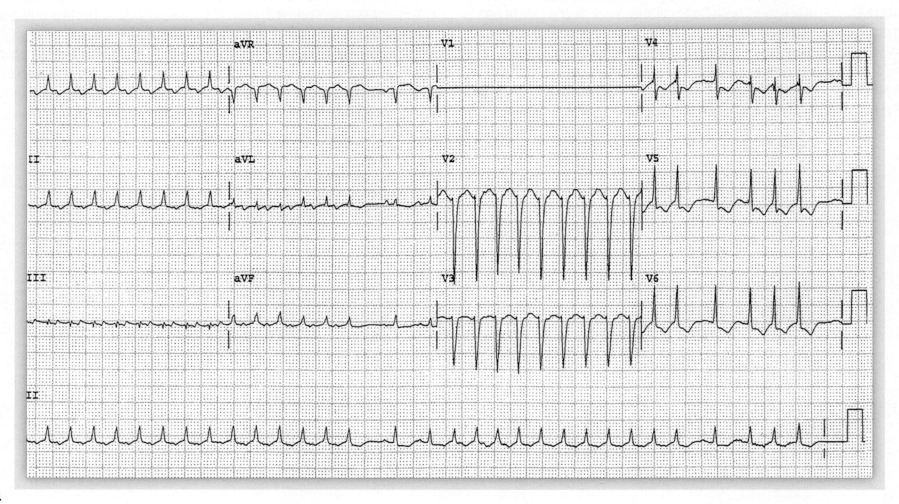

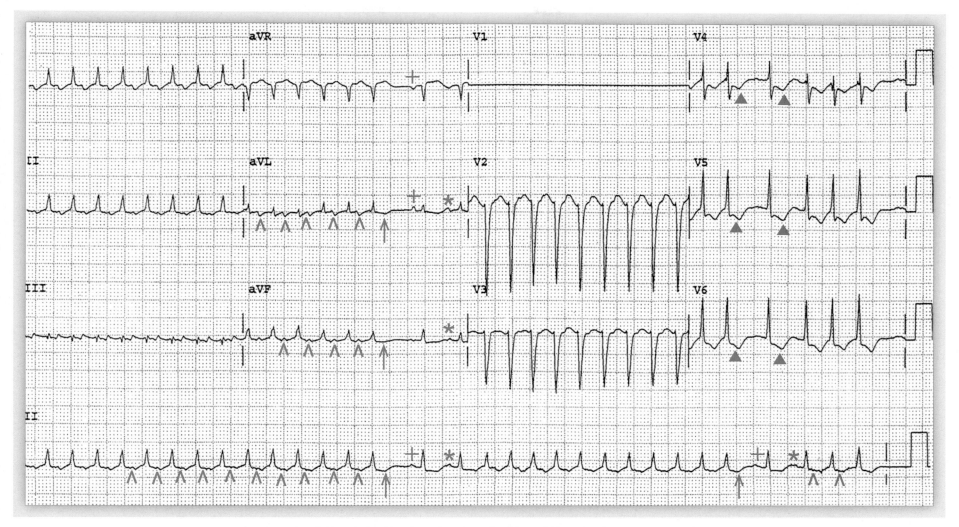

心电图 64 分析:房性心动过速伴间断窦性心律,顺钟向转位,肢体导联低电压,T 波非特异性改变。

心电图显示，心率220次/分，节律规整。两个间歇后可见明显的P波（+），且PR间期固定（0.14s），aVL和aVF及Ⅱ导联最清楚。相同的P波（*）和PR间期之后有第二个QRS波群。这两个都是窦性下传的QRS波群。从间歇后的第三个QRS波群开始，QRS波群之前可以看到不同形态的P波（∧），PR间期0.20s。在aVL和aVF导联还可以看到，随着心房活动的消失（↑），心动过速终止，其后为两个窦性搏动。

这是一种短RP型心动过速，有很多种病因。这些病因包括窦性心动过速（伴Ⅰ度房室传导阻滞）、房性心动过速、交界区心动过速、心房扑动（常伴2∶1房室传导）、房室结折返性心动过速（慢－快型）和房室折返性心动过速。事实上，除窦性心动过速外，其他RP型心动过速，窦性激动时的P波与心动过速时的P波不同，心动过速时的PR间期长于较慢的窦性心律的PR间期。窦性心动过速时，P波完全相同，PR间期缩短，这是由于交感神经介导的房室传导速度加快所致。除起源于房室结或需要房室结参与的心律失常通常终止于P波未下传外，而其他心律失常终止于P波消失。上图可以是心房扑动（缓慢）伴1∶1传导，也可以是房性心动过速，最可能的病因是房性心动过速。

图中QRS波时限正常（0.08s），电轴正常，为0°～+90°（QRS波在Ⅰ、aVF导联主波向上）。尽管快速心率时不易精确测量QT间期，但仍可见QT/QTc间期轻微延长（240/460ms）。肢体导联低电压（QRS波幅＜5mm）。V_2～V_3导联R波递增不良，这是因为从膈肌下看心脏成像，心脏在水平面上顺钟向转位的结果。由于顺钟向转位，左心室综合向量移行慢，到前侧壁胸前导联才可以看到（R/S＞1）。另外，V_4～V_6导联可见ST-T非特异性改变（▲）。

短阵房性心动过速是良性的，通常不需要治疗。如果房速发作时间长，并伴随症状，应用β受体阻滞剂或钙离子拮抗剂可有效延长房室传导，从而减慢心室率。ⅠA、ⅠC或Ⅲ类抗心律失常药物都是通过抑制心房局灶电活动，从而抑制心律失常以达到缓解症状的作用。如果患者症状明显，并且抗心律失常药物治疗无效，可以考虑应用非药物治疗措施（如消融心房异位活动点）。■

48 岁女性患者,主因严重哮喘伴心悸入院。最初考虑患者症状系心房颤动所致,故尝试给予控制心室率治疗。因为患者既往曾有应用美托洛尔后出现严重支气管痉挛的病史,医生未使用 β 受体阻滞剂,而代之以地高辛,但几乎无效。

患者心电图提示什么异常?
应该尝试其他什么治疗?

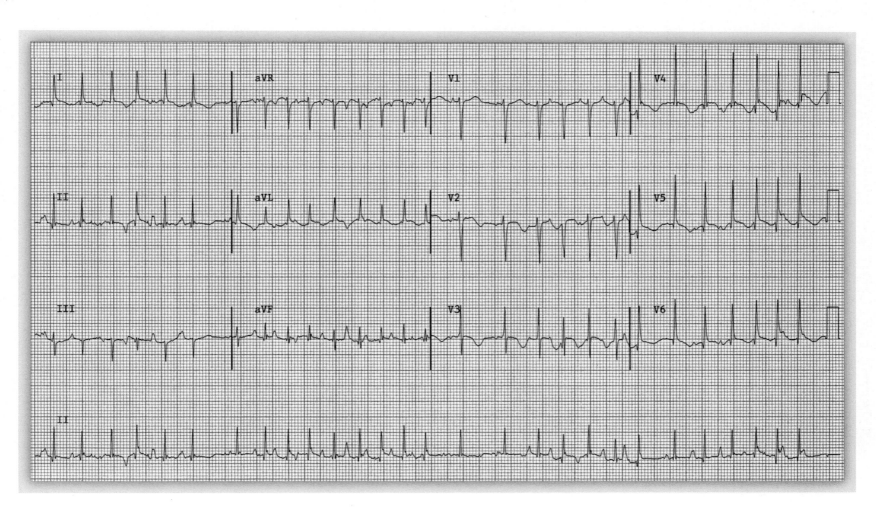

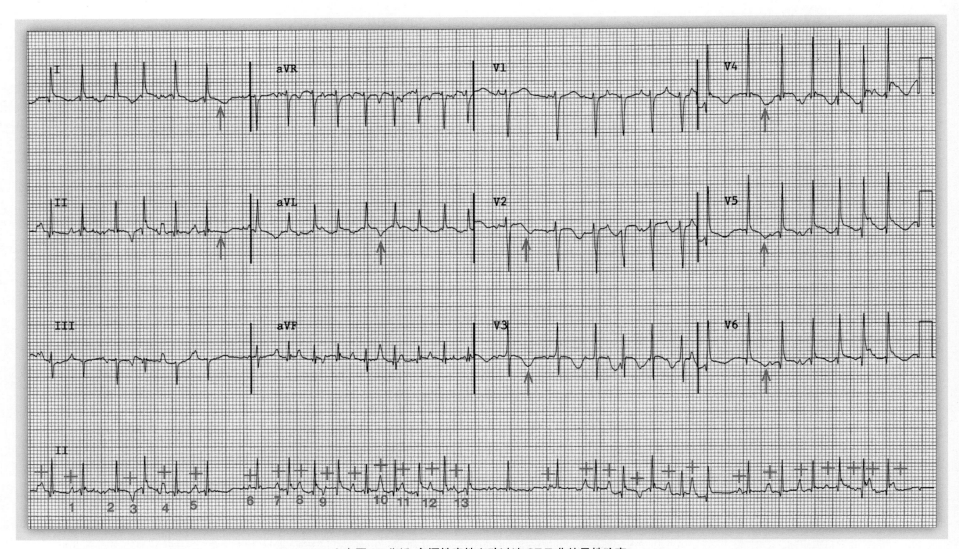

心电图 65 分析：**多源性房性心动过速 ST-T 非特异性改变。**

心电图显示节律不规整,平均心率 168 次 / 分。不规则的室上性节律有三种:

- 窦性心律不齐,仅有一种形态的 P 波,PR 间期固定。
- 多源性房性心律或心房游走性心律(心率 < 100 次 / 分)或多源性房性心动过速(心率 > 100 次 / 分),有三种或以上形态的 P 波,PR 间期通常不受任一种 P 波形态的影响。
- 心房颤动无规律性 P 波。

该患者心电图中,每个 QRS 波前都有一个 P 波(+),P 波形态有多种(三种或以上),但是没有一种形态占主导,因此,该心电图为多源性房性心动过速,而不是心房颤动。该图显示 QRS 波间期(0.08s)、形态正常。电轴不偏,范围在 0° ~ +90°(QRS 波在 Ⅰ、aVF 导联主波向上)。QT/QTc 间期正常(260/440ms)。多导联都有 ST-T 改变(↑)。

多源性房性心动过速是一种较难治疗的心律失常。起始治疗考虑到患者基本疾病状态,比如该患者患有严重的支气管痉挛。针对这种心律失常,首选治疗是控制心室率。因此,对该患者应用钙离子拮抗剂是合理的,它可通过延长房室传导时间来减慢心室率。也有证据表明,钙离子拮抗剂可能通过抑制多个异位病灶来终止心律失常。另外,部分多源性房性心动过速患者可能转为心房颤动。■

医生正在指导技师,给一位患有糖尿病和早发冠心病家族史的 55 岁女性门诊患者进行腺苷心脏负荷试验。该患者的试验指征包括劳累性和非劳累性的心悸、气短。腺苷开始注入后,患者心率突然加快,并且出现上述症状。片

心电图 66A

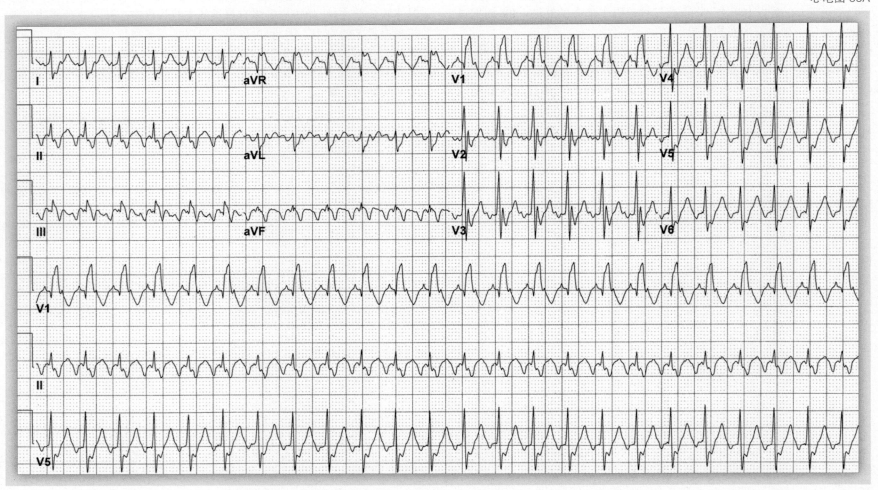

刻之后,心率又突然减慢。负责试验的技师根据患者的心电图认为"该患者为心房颤动"。请分析患者心动过速发作时(心电图 66A)及发作后(心电图 66B)的心电图。

你是否同意技师的观点?
如果不同意,你的诊断是什么?

心电图 66B

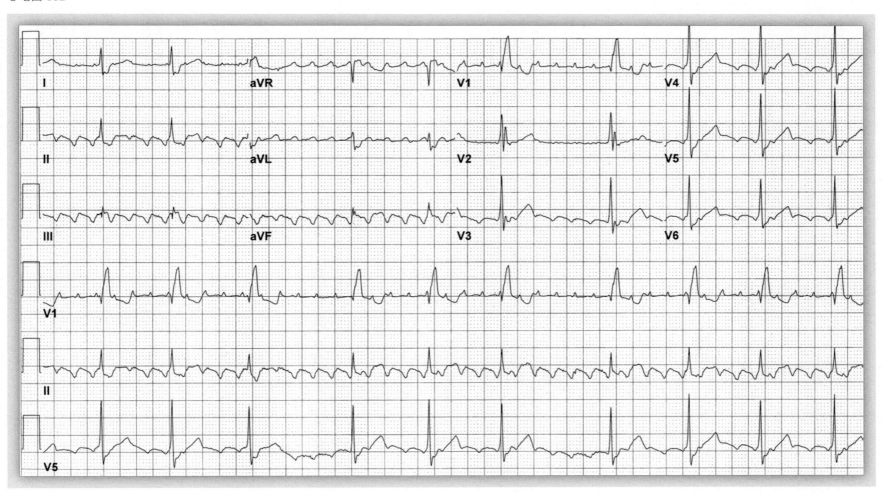

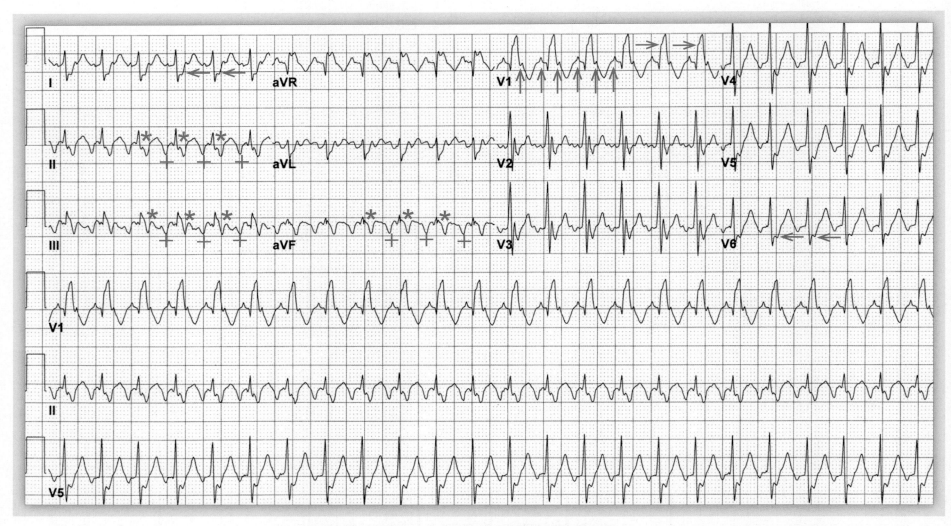

心电图 66A 分析：**心房扑动伴 2∶1 传导，右束支传导阻滞。**

心电图 66A 显示心率 150 次 / 分,节律规整。QRS 波增宽(0.14s),V_1 导联呈 RSR′型(→),Ⅰ、V_5 ～ V_6 导联 S 波宽大(←),这是右束支传导阻滞图形。电轴不偏(QRS 波在Ⅰ、aVF 导联主波向上,即电轴范围为 0°～ +90°)。QT/QTc 间期正常(280/440ms,校正延长的 QRS 间期后是 220/350ms)。Ⅱ、Ⅲ、aVF 导联每个 QRS 波前面都可见一负向心房波(+),这些导联的 QRS 波后也可见相同的心房波(*)。另外,V_1 导联 QRS 波之前和之后可见明显的心房波(↑),心房波之间的间期固定,频率为 300 次 / 分。心房波之间无等电位线;基线是不断起伏的(锯齿状)。因此,这份心电图为心房扑动伴 2∶1 房室传导。

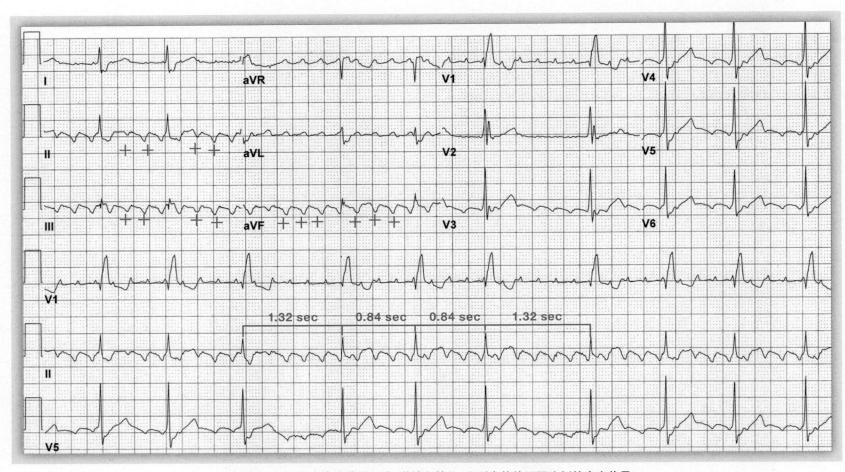

心电图 66B 分析：右束支传导阻滞，逆钟向转位，Ⅰ型房扑伴不同比例的房室传导。

静脉注入腺苷过程中记录到了心电图 66B，腺苷是一种房室结阻滞药。该图中 QRS 波间期、形态及电轴与心电图 66A 相同。QT/QTc 间期也同心电图 66A。目前心室率为 60 次/分，节律不规则；但是所有的短间期(0.84s)都相等，两个长间期也相等(1.32s)。因此，该心电图的节律为有规律的不规则。注入腺苷后使房室阻滞增加，心房扑动波清晰可见(+)。心房率为 300 次/分，如心电图 66A 所见。心房扑动波呈典型锯齿状，扑动波之间无等电位线，见 Ⅱ、Ⅲ 和 aVF 标注。房室呈不同比例的阻滞(4:1 和 6:1)，说明节律不规整。心房扑动波与 QRS 波的间期不同，这是前向性隐匿性传导的结果。这种情况下，心房激动部分通过房室结传到心室，部分在房室结被阻滞，还有部分可能不通过房室结，仅引起房室结去极化（即隐匿性传导）。不管怎样，房室结的部分去极化和复极化导致了下一激动在房室结传导减慢。

心房扑动并不是一种严重的心律失常，但通常可因快速心室率出现症状。该患者心律失常发作后即再次出现心悸、气短症状，因此患者症状不像是缺血所致，故没有必要行进一步检查。治疗应针对控制症状进行，心律失常发作时首选治疗方案是控制心室率。另外，根据心律失常的发作特点，预防性抑制心律失常发作比较合适。可以使用 ⅠA、ⅠC 或 Ⅲ 类抗心律失常药物预防发作，也可以使用非药物治疗措施，如射频消融根治。■

　　68 岁老年女性患者，既往有明确的阵发性心房颤动病史，服用地高辛治疗，平时为窦性心律。同时患有高血压，血压控制不满意，因此来就诊。尽管应用了钙离子通道拮抗剂，她的血压始终轻度高于正常，遂开始加用氢氯噻嗪治疗。1 周后，该患者打电话给保健医生，诉其轻微活动后即出现疲劳、气短及肌肉疼痛症状。患者还注意到脉搏不规则，否认有心绞痛。被送到急诊后，心率为 54 次 / 分，血压和心肺体格检查均正常。心电图检查如下。

从心电图中能发现什么异常？
心电图的变化可以解释患者的症状吗？
心电图变化的原因是什么？

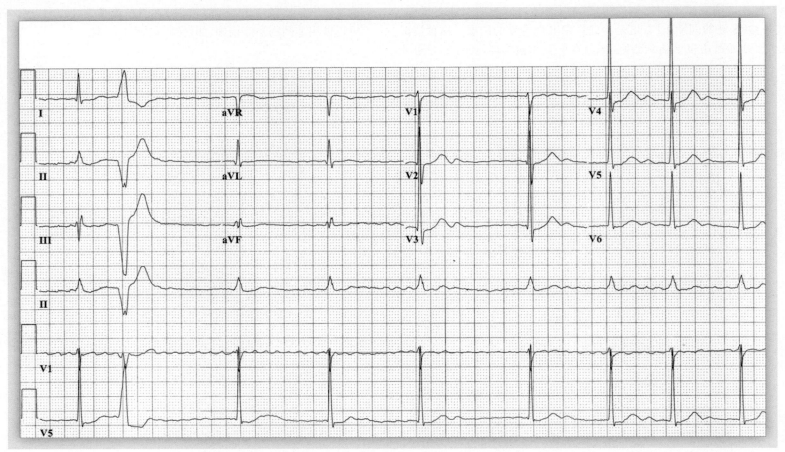

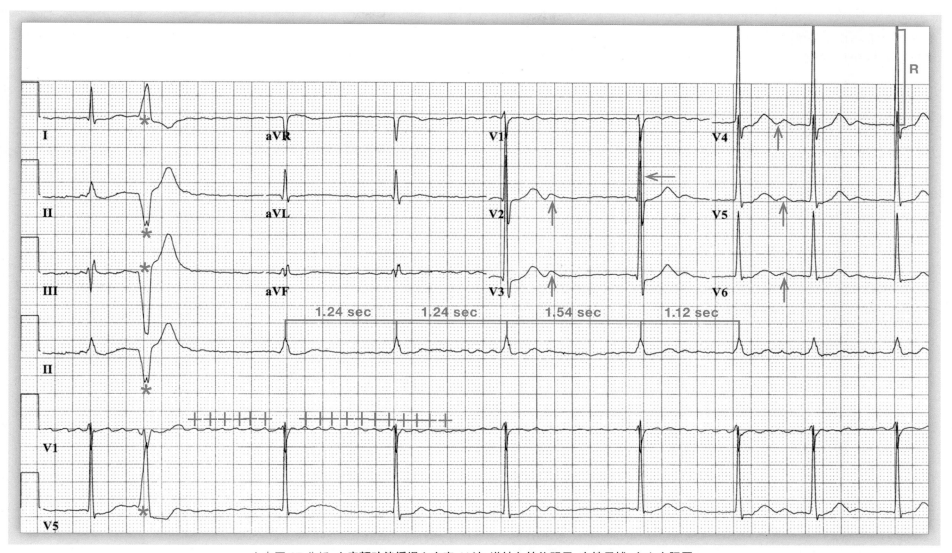

心电图 67 分析:**心房颤动伴缓慢心室率,U 波,逆钟向转位明显,室性早搏,左心室肥厚。**

心率 54 次 / 分,节律绝对不规整。图中无明显规则的 P 波,代之以快速且振幅、形态和间期均无规律的细小波形(+),即心房颤动波。心电图的基本节律为心房颤动伴缓慢心室率。图中还可见到单个室性早搏 [第二个 QRS 波(∗)]。

QRS 波电轴、间期(0.10s)和形态均正常。但是,胸前导联 QRS 波移行较早 [V$_2$ 导联即出现高 R 波(←)],这是从膈肌下观测心脏成像,看心脏在水平面上逆钟向转位的结果。逆钟向转位时,左心室综合向量在胸前导联出现较早(V$_2$ 导联即出现高 R 波)。图中显示 QRS 波振幅增高(R$_{V3}$、R$_{V4}$=33mm),可以诊断为左心室肥厚(即任一胸前导联 S 波或 R 波振幅 ≥ 25mm)。QT/QTc 间期正常(460/440ms)。

另外,V$_2$ ~ V$_6$ 导联可见明显的 U 波(↑)。U 波在 T 波之后,代表晚期复极,并且被认为是希 - 浦系统复极化的结果,希 - 浦系统是心肌复极的最后部分。U 波通常在右胸(V$_1$ ~ V$_3$)导联呈低振幅的正向波形,在心动过缓时更明显。但是,U 波振幅增高或在前侧壁(V$_4$ ~ V$_6$)导联出现,提示低钾血症。

该患者出现缓慢心室率是联合应用两种抑制房室结的药物引起的。地高辛可通过增加迷走神经兴奋性,减慢房室结传导。钙离子通道拮抗剂具有直接影响房室结传导的特点,因为房室结的电生理特性是通过慢钙电流介导的。已经观察到,有阵发性或间歇性心房颤动病史的患者,应用地高辛与心房

颤动频率增加有关,并且地高辛可能促进患者转向持续性心房颤动。这就是地高辛的迷走效应,即副交感神经兴奋性增加引起心房肌不应期缩短。但是,迷走神经对心房肌的支配非常不均匀,地高辛引起的迷走神经兴奋性增加可以增加心肌电生理特性的不均匀性,这是提高心房颤动发生可能性的前提。因此,地高辛用于预防阵发性心房颤动发生是不合适的。

尽管心动过缓时可出现明显的 U 波,但当 V$_2$ ~ V$_6$ 导联均出现明显 U 波时,提示低钾血症,该患者低钾血症很可能是加用氢氯噻嗪引起的。氢氯噻嗪是一种噻嗪类利尿剂,这类药物最常见的副作用之一就是低钾血症。低钾血症可能增加地高辛效应,甚至引起地高辛中毒,即使是在稳定的治疗剂量下。该患者疲劳、肌肉疼痛的症状很可能是低钾血症引起。气短及疲劳可能与心房颤动有关,尤其是伴缓慢心室率时。高血压伴左心室肥厚患者,可能因心房颤动及因心房有效收缩的缺失,引起明显的血流动力学改变,包括该患者出现的一系列症状。

首要检查应该包括监测血清电解质,及时纠正电解质失衡,尤其是低钾血症。还有一种可能性,氢氯噻嗪可引起脱水,造成肾前性氮质血症。这可能还与地高辛浓度异常升高有关。这种情况伴随低钾血症时可引起地高辛中毒。停用地高辛给予维拉帕米治疗,观察患者的心室率是否增加及症状是否缓解可能是恰当的。■

44 岁男性患者,是来自巴西的移民,第一次与他的医生见面。虽然没有突发的急性不适,但患者注意到活动耐量却缓慢进行性下降。一般的日常活动都很容易感到疲劳。他否认有心绞痛症状、体重变化、肢体水肿、端坐呼吸、心悸、黑矇、晕厥等异常。既往无显性或隐性出血。

除了十几岁时,曾因某种疾病导致住院数月休养,该患者没有想起其他病史。但是他想不起当时的诊断,只记得当时因为胸腹部疼痛伴发烧使他很衰弱。后来在成年生活中,他一直是健康的,没做过任何外科手术。

他平时不服用任何药物,他的直系亲属都健在,此前的社会活动仅限于巴西。

心电图 68A

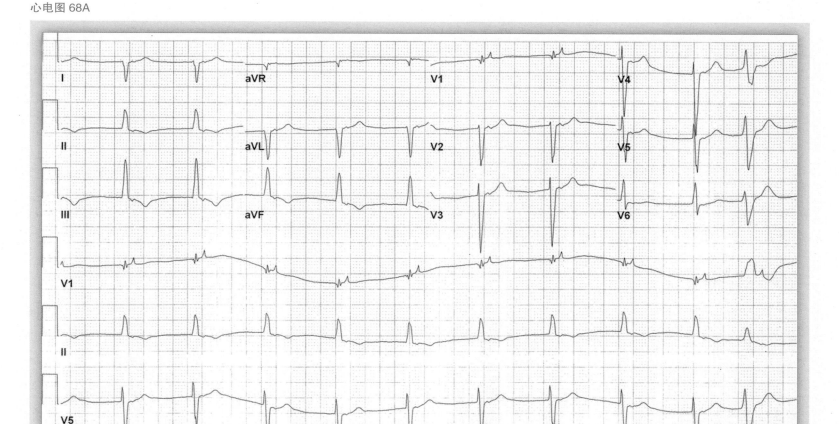

体格检查无特殊,各生命体征均在正常范围内。无皮疹,颈静脉搏动正常,虽然突出但搏动规律,出现在颈动脉搏动后。肺部听诊双肺呼吸音清,心脏检查心尖搏动正常,没有抬举性搏动, S_1 和 S_2 正常,无杂音或心包摩擦音。腹部、四肢和神经系统检查均正常。常规行心电图检查如心电图 68A。两周后随访时,复查心电图如心电图 68B。

心电图有何异常?
与心电图 68B 比较,心电图 68A 应做何诊断?

心电图 68B

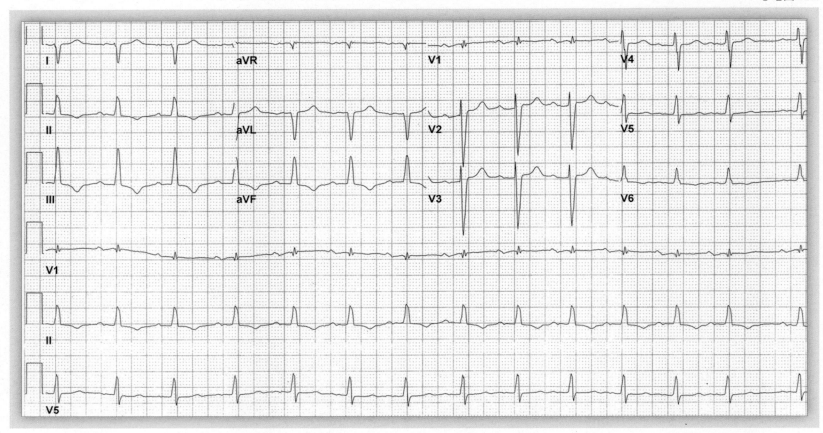

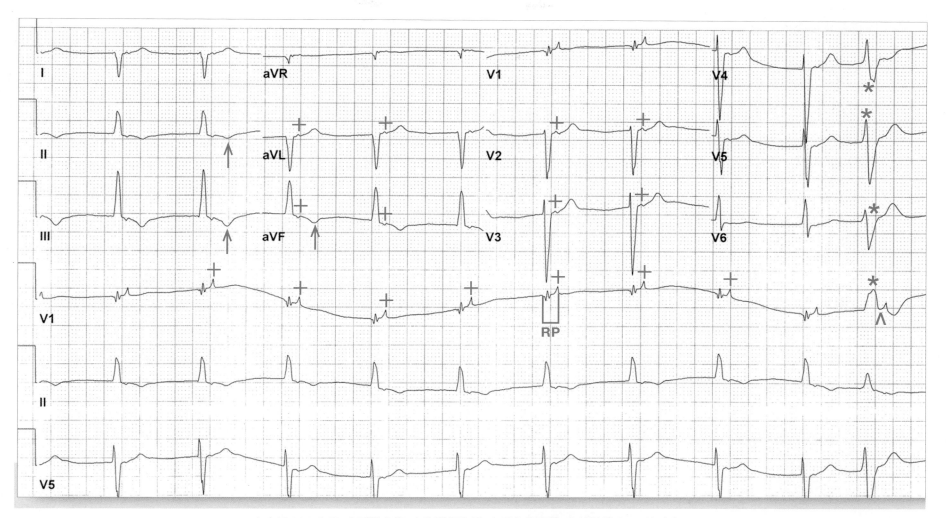

心电图 68A 分析:交界性心律,心室逆行传导,左后分支阻滞,非特异性 ST-T 波改变。

心电图 68A 显示心率 64 次 / 分，节律规整。QRS 波群时限（0.10s）和形态正常。QT / QTc 间期正常（400 / 410ms）。然而，电轴右偏，在 + 90° ～ + 180° 之间（Ⅰ 导联 QRS 主波向下，aVF 导联 QRS 主波向上）。没有其他导致电轴右偏的原因，其病因是左后分支传导阻滞（即左束支的左后分支阻滞）。左束支分为两个主要分支激活左心室（即左前分支和左后分支）。当左后分支出现阻滞时，整个左室的激动起源于左前分支，激动方向向下、向右。因此，束支传导阻滞导致心脏电轴在额面上偏移。左心室的激活仍通过正常的浦肯野纤维通路传导，因此分支阻滞时 QRS 波不增宽，仅出现电轴偏移。

因为左后分支传导阻滞是一个排除性诊断，诊断前，其他原因导致的电轴右偏必须被排除，如侧壁心肌梗死型（Ⅰ 和 aVL 导联起始 Q 波）、右心室肥厚（与 V₁ 导联高大 R 波及右房异常或肥厚有关）、右 – 左上肢导联反接（Ⅰ 和 aVL 导联 P 波向下）、右位心（也会出现 Ⅱ 和 aVL 导联 P 波倒置，胸前导联 R 波逆行移行）及预激综合征（短 PR 间期与 δ 波）。

任意 QRS 波群之前均无 P 波，QRS 波时限及形态正常，故这是一个交界性心律。然而，QRS 波群后可见 P 波（表现为 ST 段上的突起或切迹）（+）。正常情况下，ST 段应该是光滑的，任何突起或切迹均提示隐藏着 P 波。Ⅱ、aVF 和 V₂ ～ V₅ 导联 P 波为负向，属于"逆行"P 波，代表交界区激动经室房传导逆行激动心房，RP 间期恒定（↔）。因此，该图为交界性心律伴逆行 P 波。

有与窦性 QRS 波形态相似的室上性 QRS 波群被确认为交界性心律，且 QRS 波群前面没有 P 波，QRS 波群后可见到（逆行）P 波（由于室房传导），同时 RP 间期固定。

最后一个 QRS 波（*）是早搏，时限增宽（0.16s），前面无 P 波，形态异常。这是一个室性早搏波。其后可见一个逆行的 P 波（∧）。此外，Ⅱ、Ⅲ 和 aVF 导联 T 波为负向（倒置）（↑），这是一种非特异性的改变。

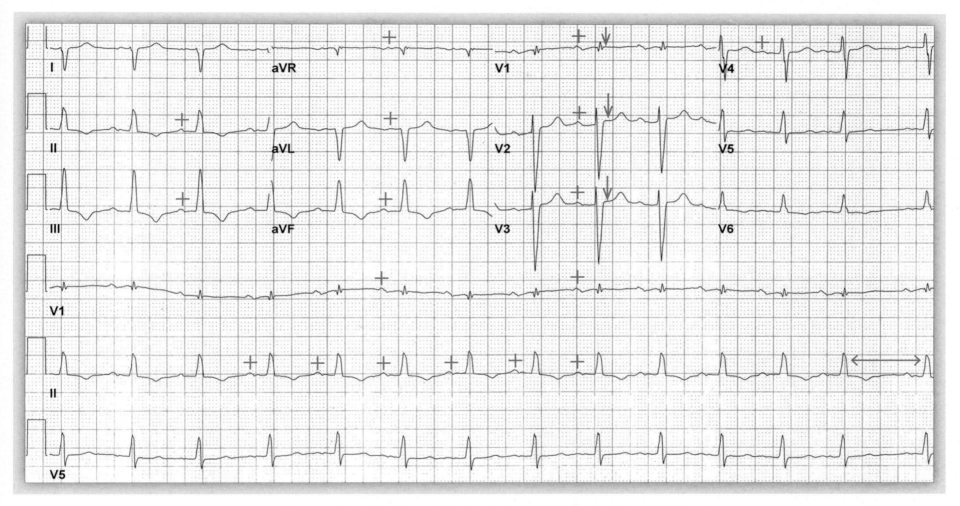

心电图 68B 分析：**窦性心律，Ⅰ度房室传导阻滞，非特异性 ST-T 波异常，窦性停搏。**

心电图 68B 显示心率 80 次 / 分,节律规整。QRS 波群与心电图 68A 中的相同,QT / QTc 间期正常(380 / 440ms)。然而,每个 QRS 波前可见 P 波(+),并有恒定的 PR 间期(0.22s)。Ⅰ、Ⅱ、aVF 和 V₄ ～ V₆ 导联,P 波直立,因此,这是窦性心律伴 Ⅰ 度房室传导阻滞(房室传导延迟)。注意在 QRS 波(↓)后或 ST 段中未见可确认为逆行 P 波的突起和切迹,现在是窦性节律而不再是交界性节律。在心电图的末端可见有一个明显的长 RR 间期(↔),在这一停顿期间,没有看到任何 P 波,因此这是窦性停搏。窦性停搏可有两种病因:①窦房结激动被阻滞,包含停搏在内的相邻 PP 间期等同于两个窦性 PP 间期之和;②窦性停搏,停搏两侧的 PP 间期,与正常 2 倍窦性 PP 间期无相关性。在这种情况下,停搏前后的 PP 间隔小于两个窦性间期之和,所以该图为窦性停搏。

患者来自世界性地方病克氏锥虫病地区,并有儿时发热性疾病病史,现在有心肌病的心电图特征,虽然体格检查与左心室功能不全、容量负荷过重、超声心动图表现及克氏锥虫的血清学检测不一致,仍应怀疑锥虫病。■

47 岁女性患者,患有家族性扩张型心肌病。她的扩张型心肌病家族史明确,一般均在 40 ~ 50 岁发病。她的心室功能和左心室内径仅轻度异常。常规心电图检查如下。

心电图显示何种心脏异常传导?

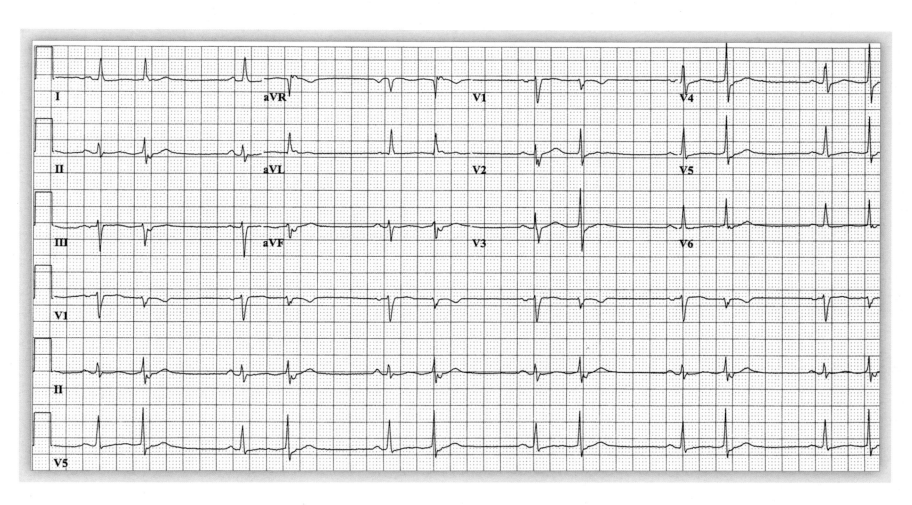

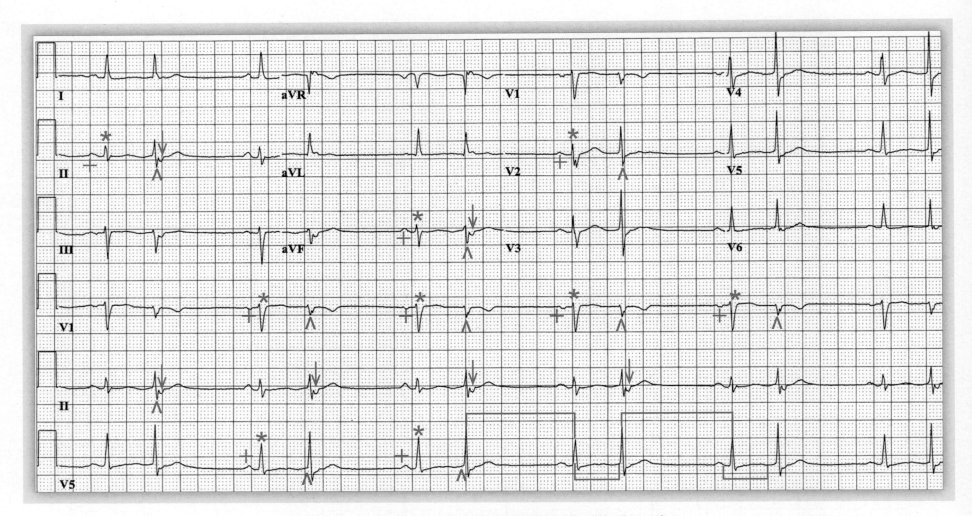

心电图 69 分析:正常窦性心律,电轴左偏,交界性早搏二联律,逆行 P 波。

节律呈规律的不规则，同时存在长、短 RR 间期。所有的长间期（⌐）一致，所有短间期（⌐）也一致。每个 QRS（*）波前均有一个 P 波（+），QRS 波群结束后有长间期。Ⅰ、Ⅱ、aVF 和 V₄～V₆ 导联，P 波为正向，因此为窦性 P 波。PR 间期（0.16s）恒定，QRS 波群时限（0.08s）及形态正常，生理性电轴左偏（Ⅰ 和 Ⅱ 导联 QRS 主波向上，aVF 导联 QRS 主波向下）。因此，这些都是正常的窦性激动波群，QT / QTc 间期正常（400 / 440ms）。每次窦性激动波群后都有提前出现的 QRS 波（∧），两者有一个固定的关系（相同的 RR 间期），与前面的窦性激动波呈固定配对关系 [固定的配对间期（⌐）]。这些提前出现的 QRS 波的形态和持续时间，与窦性 QRS 波相似，但前面没有 P 波。然而，提前

的 QRS 波后跟随一个负向 P 波（↓）及固定的短 RP 间期。因此，可确认为提前的界性复合波伴有逆行 P 波。因为每间隔一个 QRS 波就出现一个提前交界性复合波，故称为交界性早搏二联律。虽然提前出现的复合波与正常的窦性 QRS 波形态和时限相同，但它们在很多导联上波幅有所不同。交界性复合波与正常窦性复合波的波幅和（或）电轴有轻度不同是比较常见的。这是因为交界性复合波源于房室结的异位激动，直接传导到希－浦系统，与窦性激动先通过房室结再激动希－浦系统的传导通路有所不同，故 QRS 波波幅与电轴可能会有轻微变化。■

82 岁老年男性患者,诉间歇性心悸伴有胸部不适数周。每次持续数秒至数分钟,常在早饭后发作。发作时间较长时可伴有出汗和胸部压迫感,并向下

心电图 70A

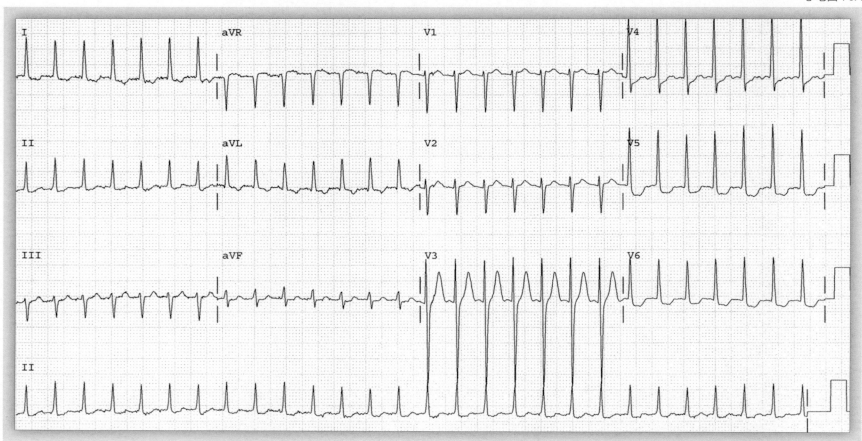

颌放射。回顾病史无其他异常。患者来诊时有症状,记录了心电图(心电图70A),由于咳嗽,心率有变化。后重复做了心电图(心电图70B)。

心电图 70A 有什么异常?
与心电图 70B 相比,该患者心电图诊断还有什么可以补充的?
胸部不适的病因是什么?

心电图 70B

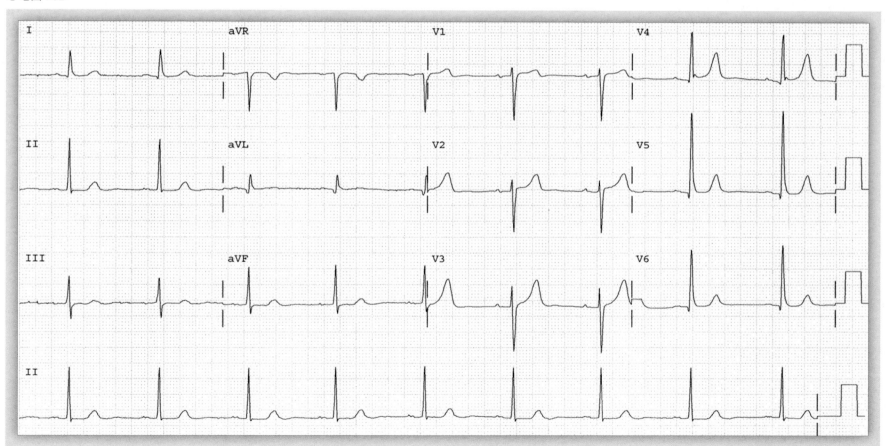

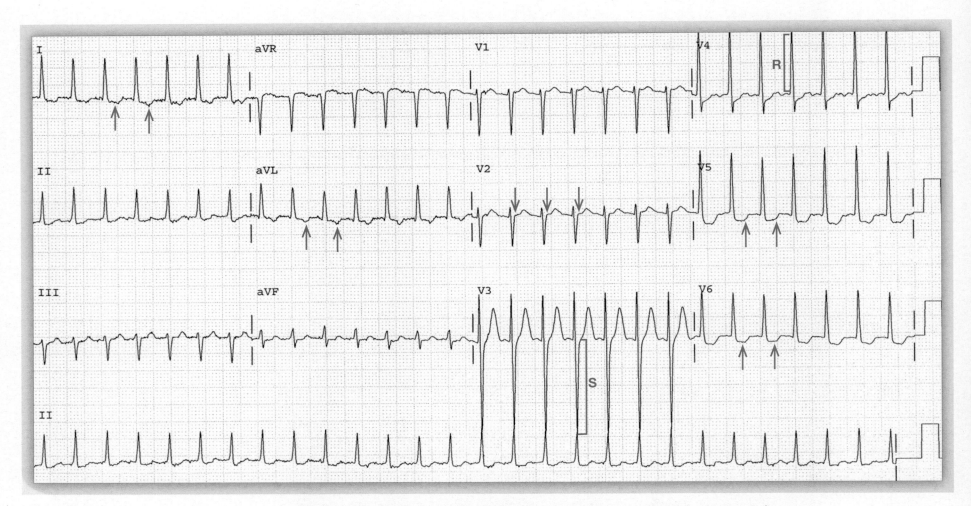

心电图 70A 分析：窄 QRS 心动过速，房室结折返性心动过速（无 RP 心动过速），左心室肥厚（ LVH ）, ST-T 异常。

心电图 70A 显示节律规则，170 次 / 分。呈窄 QRS 波（0.08 s），电轴正常，为 0° ～ +90°（Ⅰ、aVF 导联 QRS 主波向上）。QRS 波形态正常，但 V$_3$[S 波深度 =30mm（]）]、V$_4$ 导联波幅增大 [R 波振幅 =20mm（[）]。根据这些特征（S V$_3$+R V$_4$= 50mm）可以诊断左心室肥厚（LVH）（诊断左心室肥厚的一个标准是任意两个胸前导联 S 波深度 + R 波振幅 ≥ 35 mm）。QT / QTc 间期正常（260 / 440 ms）。Ⅰ、aVL 和 V$_5$ ～ V$_6$ 导联 ST-T 波异常（↑），可能是继发于左室肥厚或快速心室率。

任意 QRS 波之前或之后均无明显 P 波，但在 V$_1$ 和 V$_2$ 导联有一个很小的 R′ 波（↓），正好在 QRS 波群的终末部分，可能是逆行 P 波。与窦性心律心电图比较可确认该 R′ 波是由于右心室传导延迟所致还是逆行 P 波。然而，它不是一个清楚的 P 波，所以称为无 RP 心动过速。最常见的病因是 AV 结折返性心动过速。

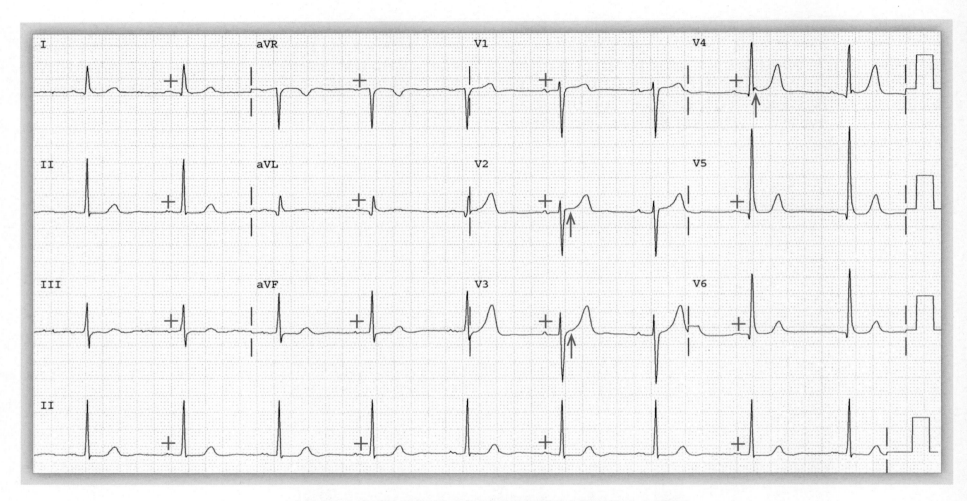

心电图 70B 分析：**窦性心动过缓，Ⅰ度房室传导阻滞（房室传导延迟），左室肥厚。**

心电图 70B，心率 54 次 / 分，QRS 波形态，电轴及持续时间均与心电图 70A 中的相同。QT/QTc 间期正常（440 /420 ms）。每个 QRS 波之前都有一个 P 波（+）和恒定的 PR 间期（0.20 s）。Ⅰ、Ⅱ、aVF 和 V$_4$ ～ V$_6$ 导联 P 波直立。因此，这是窦性心动过缓。在 V$_5$ 导联 QRS 波振幅高（25mm），符合左心室肥厚的特点。V$_2$ ～ V$_4$ 导联 ST 段轻微抬高（↑），称为早期复极。在心电图 70A 中 V$_1$ 和 V$_2$ 导联上隐藏在 QRS 终末部的 R′波消失了，表明 R′波为逆行 P 波。该图中前侧壁导联 ST-T 改变也消失，提示心电图 70A 中 ST 段的变化可能是因为心率过快引起心肌缺血所致。心动过速时出现典型的心绞痛症状——胸部压迫感，进一步支持缺血的诊断。■

78 岁老年男性患者,因颅内出血入住神经内科 ICU。因 T 波异常,请心内科会诊。

心电图显示什么异常信息?

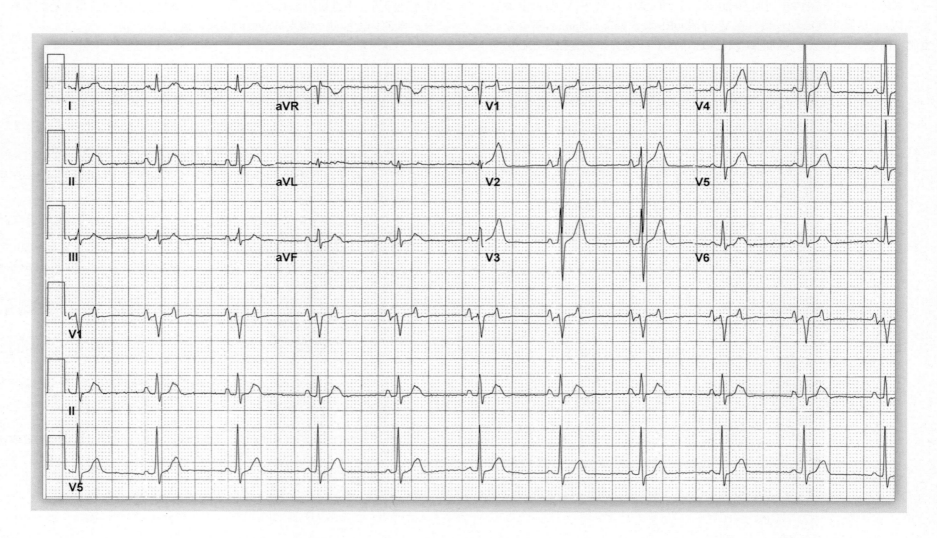

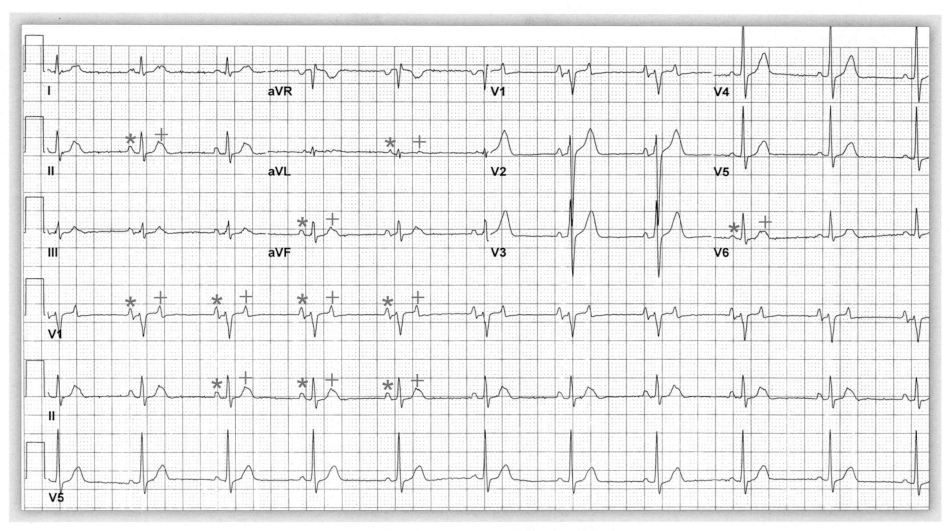

心电图 71 分析：正常窦性心律，房性早搏二联律，房早未下传（二联律中房早被阻滞）。

心电图显示节律规则,心率62次/分。每个QRS波前都有一个P波(*),PR间期恒定(0.16 s),QRS波时间及形态正常。每个QRS波后都有一个提前出现的P波叠加在T波上(+),在V_1、Ⅲ和aVF导联看得最清楚。在其他导联,P波在T波上产生一个凸起。T波上升支和下降支均应该是光滑的,当出现凸起、切迹或T波形态不规则时,提示有P波叠加。因此,这些被阻滞或未下传的房性早搏以二联律的形式出现。窦性P波和心房早搏波之间有一个固定的关系(0.34 s)(固定的联律间期)。

QRS波时限(0.08s)及形态正常,电轴正常,在0°~+90°(Ⅰ和aVF导联QRS主波向上),QT/QTc间期正常(360 / 370 ms)。

临床上,房性早搏比较常见,通常无心脏病基础,一般不需要治疗。除非出现症状或因阻滞引起心率过慢(伴随相关的症状)。■

71 岁老年女性患者,患有缺血性心肌病(NYHA 心功能分级 III 级),到心
内科就诊。因为慢性左心衰竭,目前有轻度肺动脉高压。服用赖诺普利、卡维
地洛和地高辛。目前心电图如 72A,前一次随访时如心电图 72B。

心电图 72A

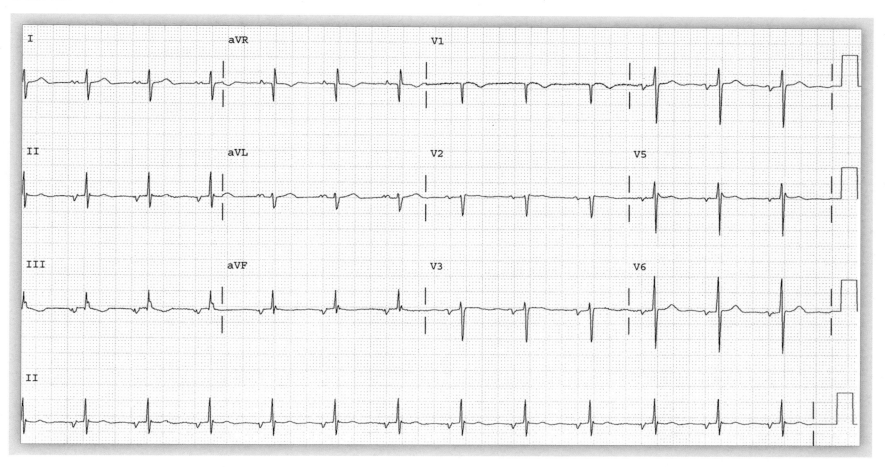

心电图 72A 有什么显著异常?

哪种药物可能导致这种异常?

心电图 72B 的主要异常是什么?

心电图 72B

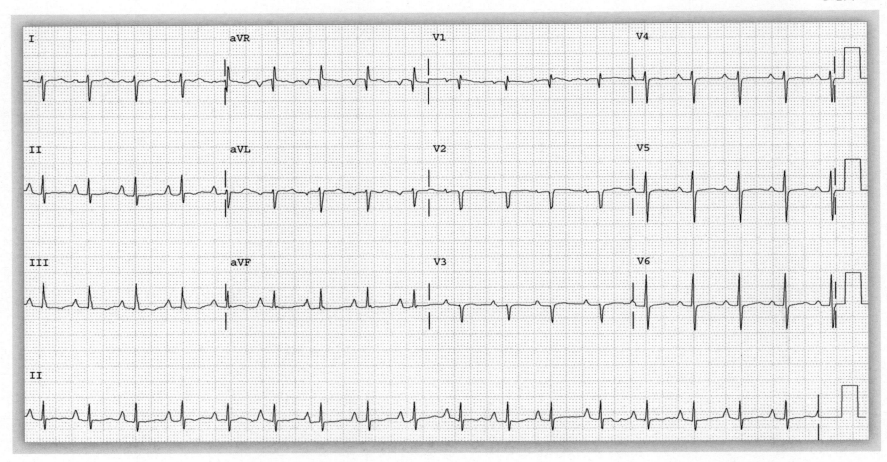

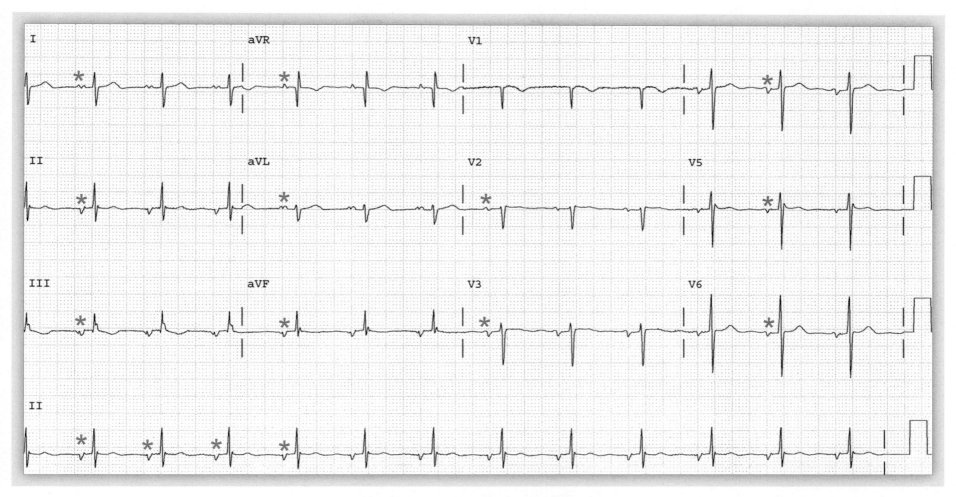

心电图 72A 分析:房性异位心律,顺钟向转位(胸前导联 R 波递增不良,移行延迟),左后分支传导阻滞。

心电图 72A 显示心率 76 次 / 分,节律规则。每个 QRS 波前均有一个 P 波(*),PR 间期恒定(0.18 s)。Ⅱ、aVF 和 V_3 ~ V_6 导联 P 波形态异常且负向(倒置),可见它们不是起源于窦性节点,而是起源于某些区域的心房肌。因此,为异位心房节律。

QRS 波的持续时间(0.08 s)及形态正常。电轴稍右偏,稍大于 + 90°(Ⅰ 导联 QRS 主波轻度负向, aVF 导联 QRS 主波正向)。电轴右偏的病因包括右室肥厚(V_1 导联 R 波高大,右心房异常或肥大)、侧壁心肌梗死(Ⅰ、aVL 导联有 Q 波)、W-P-W 综合征伴短 PR 间期和 δ 波、右 – 左上肢导联反接(Ⅰ、aVL 导联出现负向 P 波和 T 波)、右位心(心前区导联 R 波递增不良)和左后分支阻滞(当没有其他引起电轴右偏的病因时)。因为没有以上任何一个电轴右偏的病因存在,故考虑这是一个左后分支传导阻滞。V_1 ~ V_2 导联 R 波递增不良,转变(R/S = 1)延迟 到 V_6 导联。这些特性,是从膈肌下看心脏成像在水平面上,电轴呈顺钟向转位的结果。当电轴顺钟向转位时,左心室向后转位,只有到极左侧的胸前导联才能显示左室向量,这样就不难解释胸前导联 R 波递增不良和转变延迟了。图中 QT / QTc 间期正常(360 / 410 ms)。

异位房性节律不多见,可能是由于交感神经张力增强促进异位起搏点兴奋所致,也可能因为窦性激动受到抑制后,心房产生逸搏所致。以上两种情况可能是服用地高辛的结果,过量的地高辛可以通过提高周围迷走神经作用减慢窦房结活动,同时还可以增加中枢交感神经输出,增加心房异位搏动的自律性。偶尔房性节律可能是由于心房肌内存在折返环的结果。

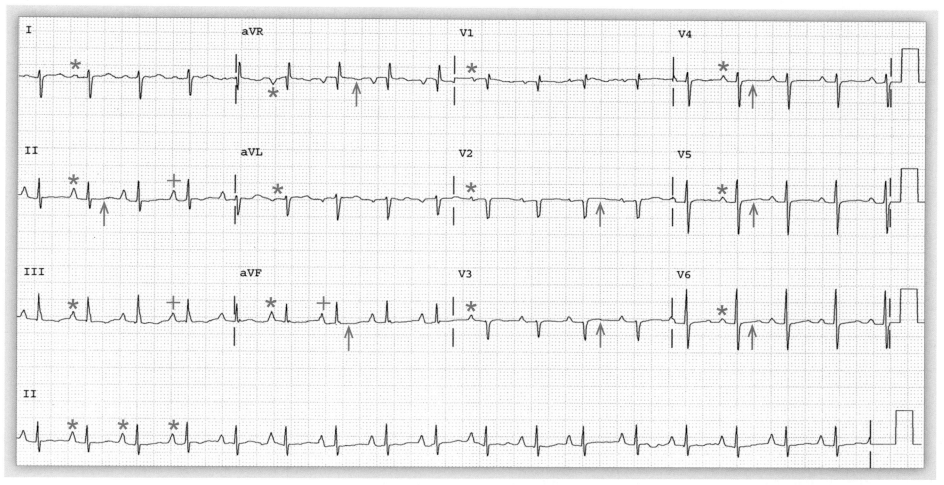

心电图 72B 分析：窦性心动过速，Ⅰ度房室传导阻滞（房室传导延迟），左后分支阻滞，顺钟向转位（胸前导联 R 波递增不良），右房肥大（或异常）。

心电图 72B 显示心率 110 次 / 分，节律规则。每个 QRS 波前均有一个 P 波（*），PR 间期恒定（0.24 s）。Ⅰ、Ⅱ、aVF 和 $V_4 \sim V_6$ 导联 P 波正向（直立），因此这是伴有 Ⅰ 度房室传导阻滞的窦性心动过速。Ⅱ、Ⅲ 和 aVF 导联 P 波高尖（+），表明存在右房肥大或右心房异常。额面电轴右偏，为 $90° \sim +180°$（Ⅰ 导联 QRS 主波向下，aVF 导联 QRS 主波向上）。如前所讲，电轴右偏可能是由于右心室肥厚、右 – 左上肢导联反接、W-P-W 综合征、侧壁心肌梗死或右位心所致。在无任何这些异常的情况下，电轴右偏应诊断为左后分支阻滞。

Ⅰ、aVL 导联 P 波直立，电轴右偏不能归因于导联反接或右位心，因为这些情况下 Ⅰ、aVL 导联 P 波会向下。PR 间期正常，QRS 波前无 δ 波，可除去

W-P-W 综合征。Ⅰ 或 aVL 导联无 Q 波，可排除侧壁心肌梗死。然而，至此尚不清楚电轴右偏是由于右心室肥厚还是左后分支阻滞。虽然没有证据显示右心室肥大（即 V_1 导联高 R 波），右心房肥大和电轴右偏也提示右心室肥大。左后分支阻滞是一种排除性诊断，也就是说，在没有其他原因引起电轴右偏时方能诊断。

心电图 72B 中 QRS 波时限、QT / QTc 间期与心电图 72A 中的相同。然而该图中似乎 $V_1 \sim V_3$ 导联无 R 波，而 $V_1 \sim V_2$ 导联有 Q 波，这与前间壁心肌梗死一致。然而，这种表现也可见于正常人，特别是女性，乳腺组织可使向前的向量衰减。该图还显示非特异性 T 波低平（↑）。■

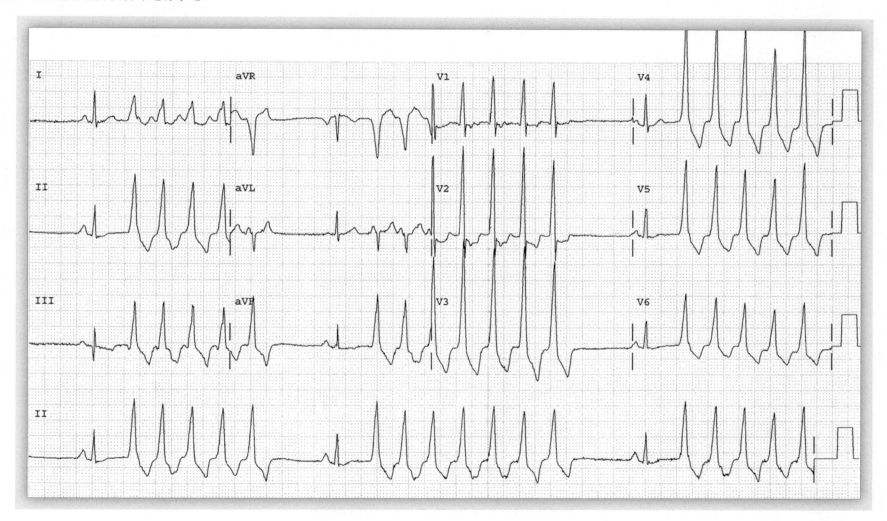

两位住院医生对下图所示的宽 QRS 波心动过速究竟是室性心动过速还是室上性心动过速伴差异性传导进行争论。

通过图中什么重要提示可做出最后诊断?

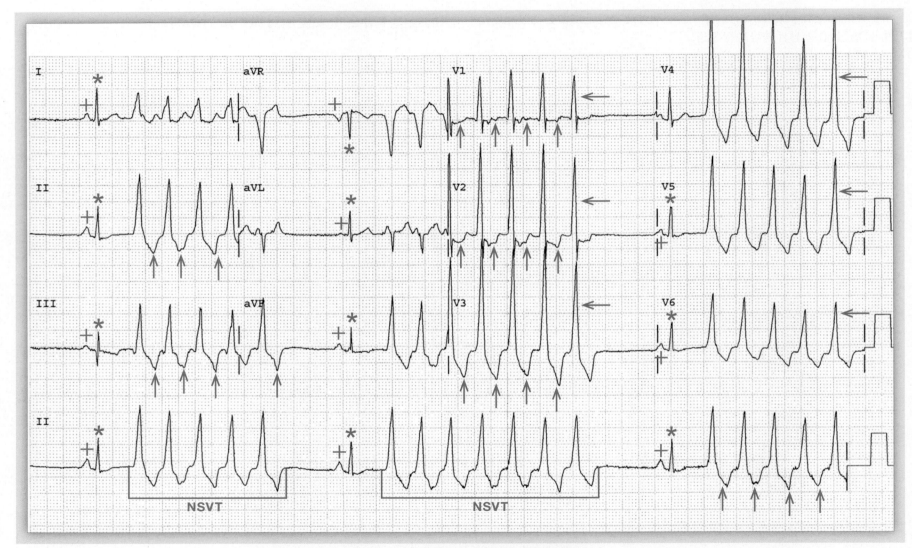

心电图 73A 分析：**窦性心律，非持续性室性心动过速。**

（＊）处为 3 个窄 QRS 波群，时限为 0.08s。每个波群前面均有一个 P 波（＋），PR 间期恒定（0.18s）。P 波在 I、II、aVF 以及 V$_4$～V$_6$ 导联是直立的，因此这三个波群为窦性心律。QRS 电轴正常，在 0°～+90°（QRS 在 I、aVF 导联中主波向上）。在每一个窦性激动后面紧跟 5～7 个宽 QRS 波，时限为 0.16 s，频率为 150 次/分。这些 QRS 波形态相似，但并不是典型的右束支或左束支传导阻滞的图形。每一个宽波群前面均没有相关的 P 波。然而在 II、III 和 V$_1$～V$_2$ 导联中可见 ST-T 波的形态有细微的差异（↑）。这代表复极化时可能存在差异，或是 P 波重叠在 T 波中。

除外病因学，这些变化可见于室速，而非室上速伴差传。室上性心动过速，无论何种病因（窦性、房性或房室交界性），每个冲动都沿相同的径路下传到心室，这条径路可能是正常的房室结－浦肯野纤维传导系统或房室旁道。因此每个 QRS 波、ST 段及 T 波都是相同的。室性心动过速是由于心室肌内形成异常环路，室性激动绕过正常的浦肯野纤维经过不正常的旁道传导。因此激动的传导可能是多变的，这就能解释为什么 QRS 波群及 ST-T 形态存在细微变化的原因。

此外 V$_1$～V$_6$ 导联 QRS 主波向上，均表现为高 R 波（←），这是由于激动起源于心室基底部的原因。一致的主波向上提示直接的心室激动，如室性宽 QRS 波、心室起搏波及室性激动通过旁路传导。这些传导没有一种通过正常的浦肯野系统下传。值得注意的是，一致的 QRS 主波向下无助于室性激动的诊断，因为它可能是左束支传导阻滞所致。

由此可见，单形性非持续性室速，可表现为心室率 100 次/分或更快，连续三个或三个以上的室性期前收缩，持续时间达 30 秒。

因此，根据图中 ST-T 形态的细微变化、房室分离、胸前导联 QRS 主波一致向上，可诊断为室速。

一名 26 岁的医生在早上查房时突发心悸,坐下休息一会儿仍感心跳很快。她精神紧张,自觉颈部有明显跳动感,呈轻度呼吸困难。上级医生带她到急诊

心电图 74A

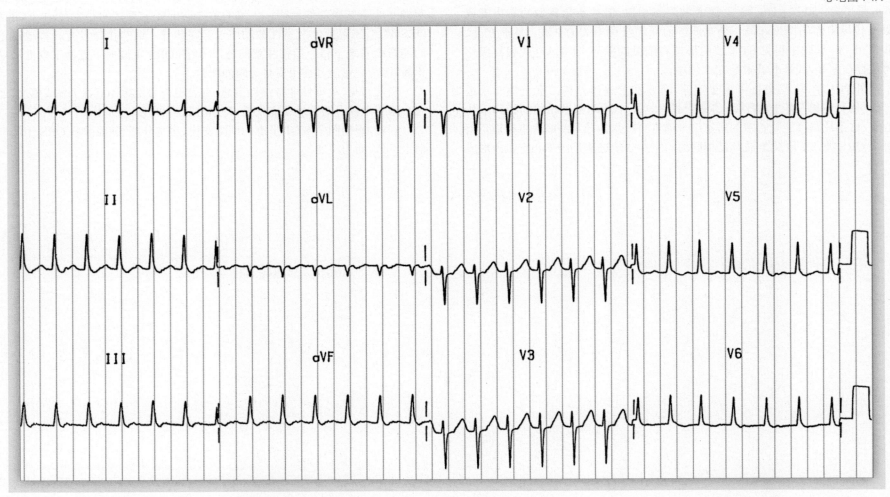

室,行心电图检查如 74A 所示,经过恰当的治疗,心室率变慢后复查心电图如 74B 所示。

可能的诊断是什么？
还可行哪些临床检查帮助诊断?

心电图 74B

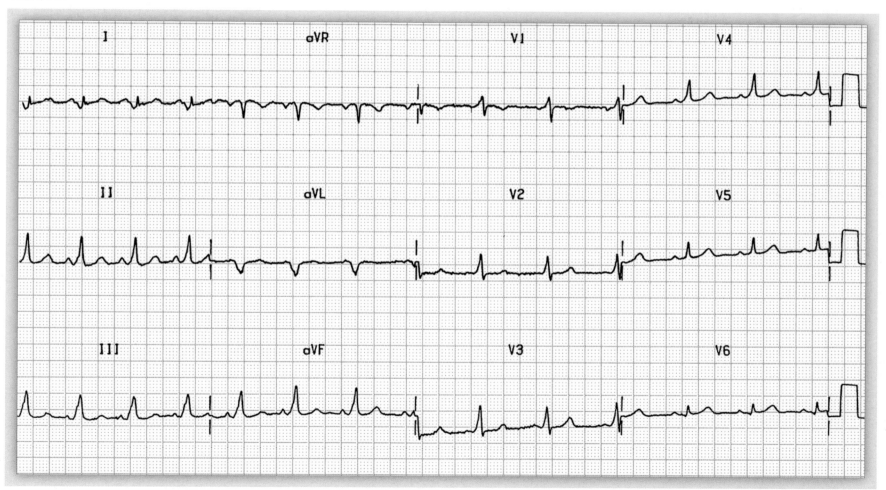

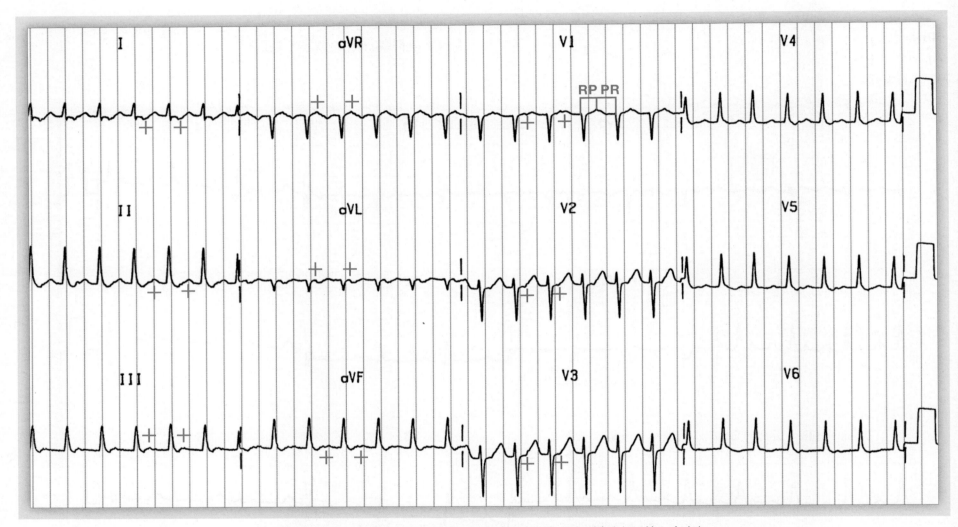

心电图 74A 分析:短 RP 性心动过速,窄 QRS 波心动过速,顺向型房室折返性心动过速。

心电图 74A 提示心律规整,心室率为 150 次 / 分。QRS 波时限正常 (0.08s),额面心电轴正常,在 0°～90° (Ⅰ、aVF 导联 QRS 主波向上)。QT/QTc 轻度延长(290/460ms),在任何一个 QRS 波群前后均未见明显 P 波。但是 ST 段上可见切记(+),在Ⅰ、Ⅲ、aVR、aVL、aVF 和 V₁～V₃ 导联最明显。正常 ST 段应该是光滑的,若 ST 段有切迹或凸起表明可能叠加了 P 波。在Ⅰ、aVF 导联可见负向 P 波。以上心电图特征提示为房性激动折返引起的短 RP 性心动过速(通过 aVF 导联的负向 P 波可诊断)。导致这种心律失常的原因包括以下几个方面:

- 伴有长 PR 间期的窦性心动过速;
- 房扑合并 2∶1 房室传导阻滞;
- 异位交界性心动过速;
- 房性心动过速合并长 RP 间期;
- 顺向型房室折返性心动过速;
- 经典的房室结折返性心动过速(慢快型),当快径路逆传也较慢时,在 QRS 波群之后可见逆行 P 波,这种类型并不常见,称为慢－慢型。

依据患者心电图表现,不能明确心律失常的病因,然而可以肯定不是窦性心动过速。因为 P 波在 aVF 导联是倒置的,这意味着激动可能来源于低位心房或 P 波为逆向传导。静脉使用腺苷或刺激迷走神经可帮助诊断。这些干预措施会影响窦房结的自律性和(或)房室结的传导性。在窦性心动过速时刺激迷走神经,心率将逐渐减慢,之后逐渐增快。在房速或房扑时刺激迷走神经或静脉使用腺苷后,心房率没有变化,但是可能出现短暂的房室传导阻滞,使心室率变慢。伴随着房室传导阻滞的出现,心房活动波频率及形态将清楚显现。当心房率 >260 次 / 分时诊断为房扑,当心房率 <220 次 / 分时可能为房速或房扑。心房波的形态有助于心律失常的鉴别诊断。房速时,可见到与窦性 P 波形态不同的 P 波,P-P 之间存在等电位线,这种心动过速可能是心房异位激动所致。房扑时,由于存在折返,形成连续的电激动,从而产生连续起伏的房扑波,且频率匀齐。

如果是结性心动过速如房室结折返性心动过速或房室折返性心动过速,节律不会改变,心律失常也不会自行终止。心动过速终止后,如心电图表现为宽 QRS 波和短 PR 间期,可诊断为 W-P-W 综合征,则终止前为房室折返性心动过速。如果 QRS 波时限正常伴短 PR 间期,可诊断为 L-G-L 综合征所致房室折返性心动过速。然而如果 PR 间期、QRS 波时限均正常,则诊断为房室结折返性心动过速或旁路隐匿性传导。

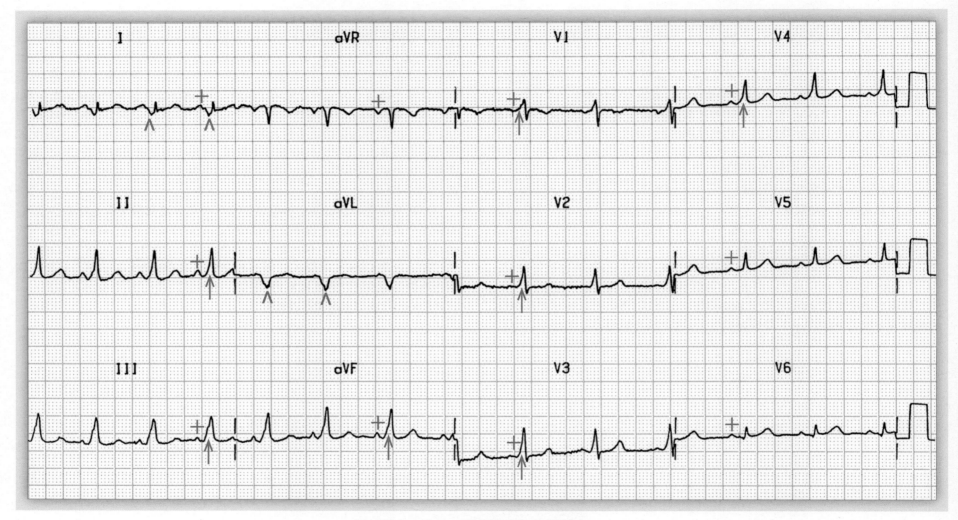

心电图 74B 分析：正常窦性心律，预激综合征。

心律失常终止的方式也有助于诊断。房性心律失常（房速或房扑）可伴随心房异位激动的消失而终止。相反，房室结折返性心动过速或房室折返性心动过速会因 P 波未下传而终止（假设心电图上可见到心房活动波）。这是因为异位起搏点的激动未能正常下传到心室，却通过折返环路逆向激动了心房。

心电图 74B 显示：心律规整，心室率为 94 次 / 分。在每个 QRS 波前可见 P 波（+），PR 间期时限较短（0.12s），P 波在 I、II、aVF 和 $V_4 \sim V_6$ 导联中直立，因此该图为窦性心律。由于心室提前激动，QRS 波起始部分缓慢斜型上扬（↑），使 QRS 波群时限增宽（0.16s），在 II、III、aVF 和 $V_1 \sim V_4$ 导联中尤其明显，这种 QRS 起始部波型称为 δ 波，见于典型的预激综合征（W-P-W 综合征）。因为 V_1 导联 δ 波向上，侧壁导联可见假性心梗图型，即 I、avL 导联可见 Q 波（∧），可推测为左侧旁道。心电图 74A 为顺向性房室折返性心动过速；也就是说激动通过正常的房室结 - 浦肯野纤维系统前传至心室（窄 QRS 波和正常的 QRS 波），再经旁道逆向传导至心房（引起心房逆行激动）。QT/QTc 时限延长（420 /520ms），但矫正后 QT/QTc 时限正常（360/440ms）。

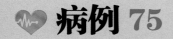

72 岁的老年女性患者,因胸痛、呼吸困难 24 小时到急诊就诊。患者述既往有间断晕厥病史。心电图如图所示。

为何种心律失常?

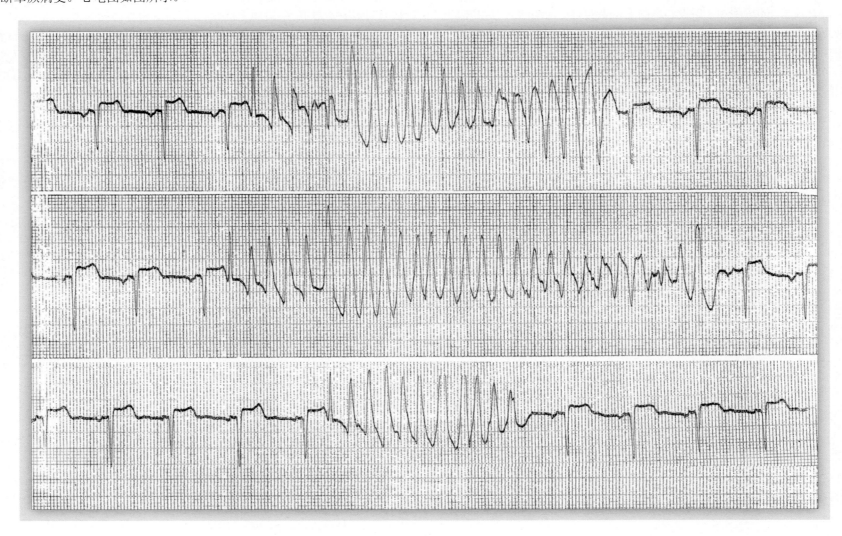

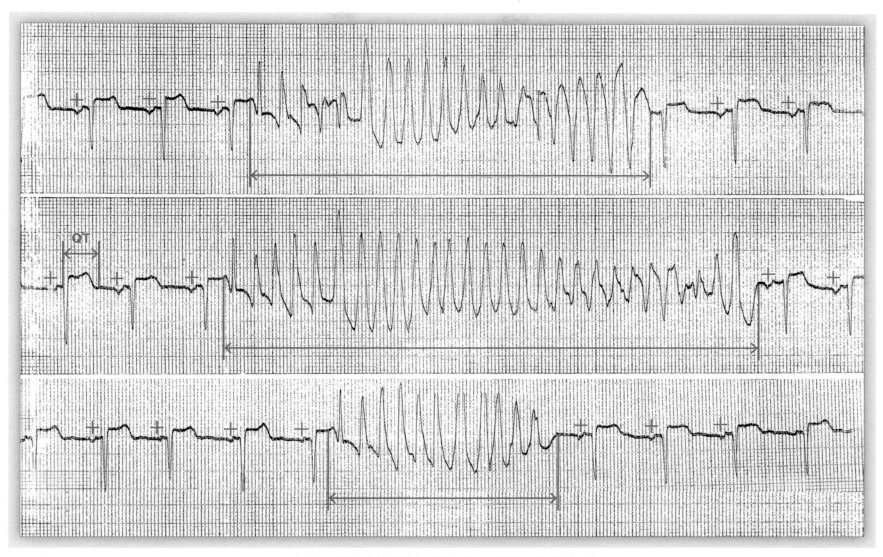

心电图 75 分析:非持续性多形性室速,QT 间期正常,窦性心律。

心电图示基础心律规整，76 次 / 分，窄 QRS 波（0.08s），每个 QRS 波群前有 P 波（+），PR 间期恒定为 0.20s，QT/QTC 时限正常（360/405ms）。多次记录到事件发生时的心电图呈宽 QRS 波心动过速（↔），QRS 波形态、电轴多变，为多形性室速。

发病间期 QT 时限正常者发生多形性室速，多由心肌缺血所致。心肌缺血原因可能是心外膜下冠状动脉阻塞，或由于左室（或右室）肥厚引起心内膜下心肌缺血。其他引起心肌缺血的原因也可能与多形性室速有关，如冠脉解剖异常、血管痉挛、纤维化以及栓塞和夹层（原发或继发于主动脉夹层）。还有一些少见的引起多形性室速的原因，如左房黏液瘤或大面积的肺栓塞。非心源性原因包括贫血和任何原因引起的低氧血症。QT 间期正常的多形性室速的一个罕见的原因是先天性疾病，如儿茶酚胺性多形性室速。这种疾病的原因是由于雷诺定（ryanodine）和集钙蛋白（calsequestrin）基因异常所致。■

88 岁老年男性患者,一直服用地高辛,到心内科进行定期随访检查。患者
诉偶有心悸、气短,心电图如 76A 所示。患者被送到急诊科进行进一步评估检

心电图 76A

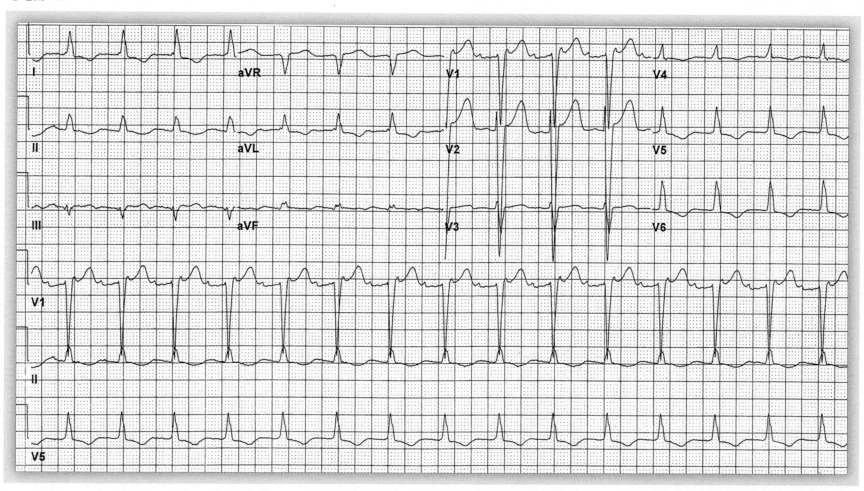

查。静脉给予 β 受体阻滞剂十分钟后再做心电图如 76B 所示。

该图所示为何种心律失常？

可能的病因是什么？

接下来该做何种检查？

心电图 76B

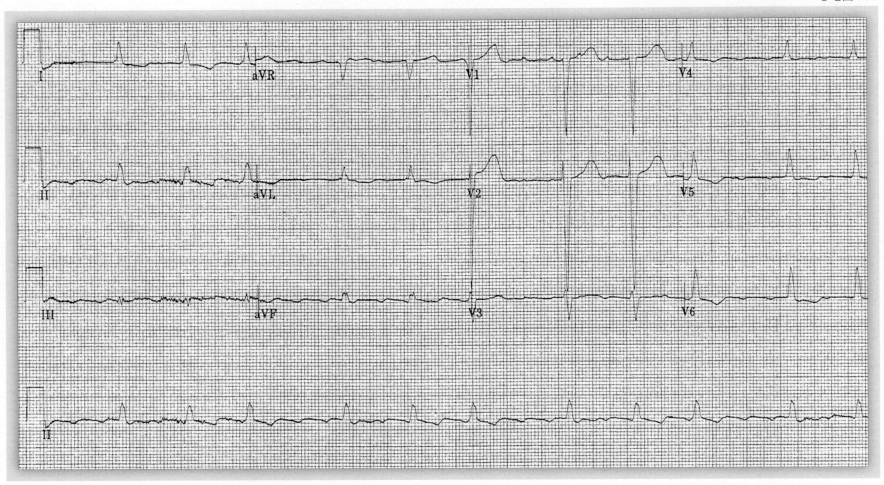

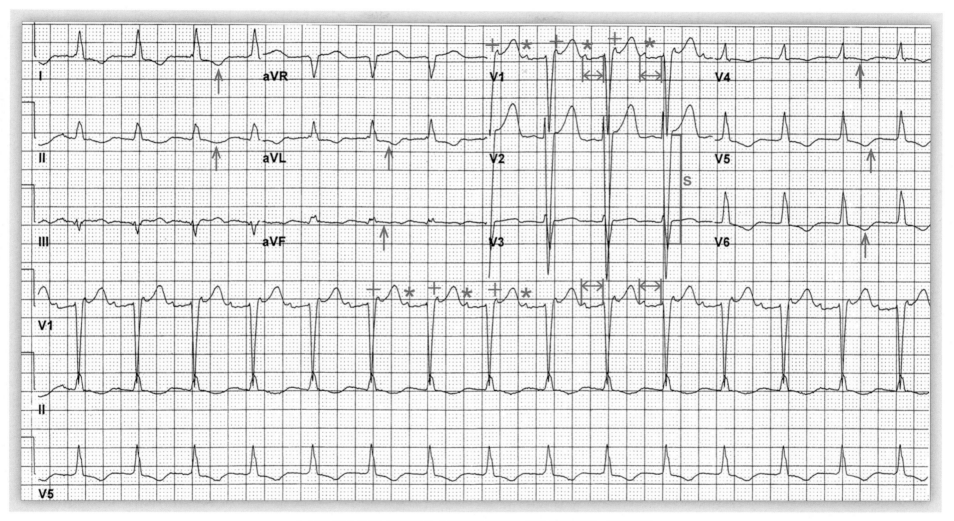

心电图 76A 分析:**房速伴 2 : 1 房室传导阻滞,室内传导延迟,左室肥厚。**

　　心电图 76A 显示节律规整，心室律为 90 次 / 分。在 V$_1$ 导联中可见心房激动波（*）。心房律规整且 PR 间期（↔）恒定为 0.28 s。尽管该图看上去像窦性心律伴Ⅰ度房室传导阻滞，但在 V$_1$ 导联中 QRS 波群的末端形态异常（+），看上去像 R′ 波，但它的形态与 QRS 前清晰的 P 波非常相似。此外 P 波与 QRS 末端的这个波形的间距是规则的，频率为 180 次 / 分。尽管在其他导联心房激动并不十分明显，但根据以上心电图特征，最可能的诊断是房速伴 2∶1 房室传导阻滞。QRS 波群时限延长（0.12s），因缺乏特异性改变，考虑为室内传导延迟。

　　心电图示电轴正常，在 0°～ 90°（Ⅰ和 aVF 导联 QRS 主波向上）。QT/QTc 时限正常（360/440ms，矫正后为 340/415ms），QRS 波振幅增高，尤其是 V$_2$ 导联的 S 波（幅度为 30mm），符合左室肥厚的诊断标准（任一胸前导联 S 波或 R 波幅度 ≥ 25 mm）。Ⅰ、aVL、aVF 以及 V$_3$ ～ V$_6$ 导联可见 ST-T 改变（↑），可能与左室肥厚有关。

　　房速不是常见的心律失常，它可能和洋地黄中毒有关，尤其当出现房室传导阻滞时（如房速伴房室传导阻滞）。这种房速是由于延迟后去极化引起的触发活动所致（在动作电位的 3 期后，4 期前钙外流引起电位低幅震荡）。同时由于交感神经冲动传出增加，强化了延迟后去极化，导致自发性动作电位从而发生房速。地高辛会增加外周迷走张力，减慢或阻滞房室结。对于该患者应该停止地高辛使用，并检测血浆药物水平。然而，引起房速的其他原因还包括心肌病心力衰竭、肺部疾病、心肌梗死、过量饮酒、低钾血症、缺氧、摄入拟交感药物及可卡因。在这些疾病时，房室传导阻滞可能是潜在的房室结病变引起的。

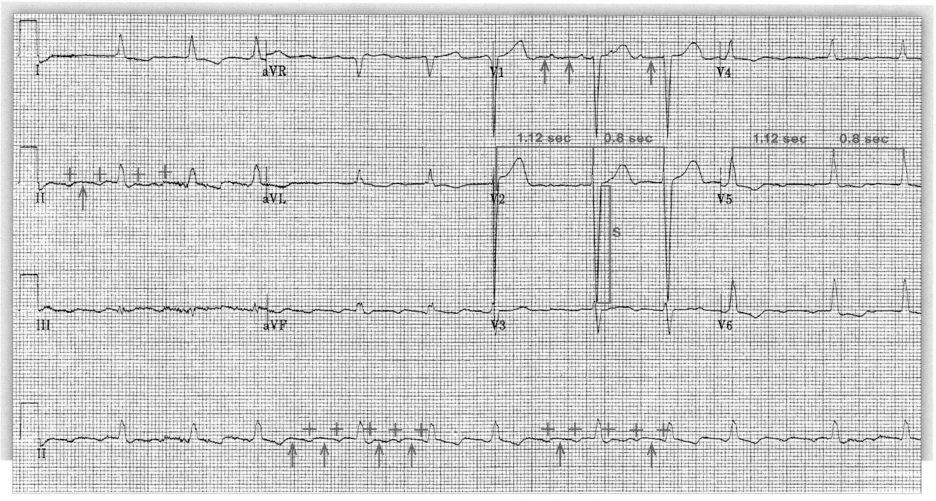

心电图 76B 分析:**房速伴不定比例传导阻滞,室内传导延迟,左室肥厚。**

在心电图 76B 中 QRS 波群形态、时限、电轴都与 76A 中相同。节律不规则，所有长 RR 间期相同(1.12s)，所有短 RR 间期也相同(0.08s)，因此节律呈规律的不规则。房性激动(+)，节律规整，为 180 次/分(与心电图 76A 一致)。P 波在 Ⅱ、aVF 及 V$_5$～V$_6$ 导联负向或倒置，P 波之间有等电位线，因此为房速。

由于房室传导比例不同(4:1,3:1,2:1 传导)，RR 间期不规则。由于房室结的隐匿性传导致 PR 间期多变。当房室结受到较快频率的刺激时，有些冲动可以下传，有些冲动完全被阻滞，还有一些可部分穿过房室结。这些冲动不能完全通过房室结下传，一部分被房室结拦截，导致房室结局部去极化(隐匿传导)，使房室结不应期延长。随后的房性激动可能会通过房室结，然而由于房室结不应期的延长，通过房室结的传导比例降低。■

36 岁男性患者,突发心悸,无明确心脏病病史。症状发作时血压正常,心电图如 77A 所示,可与此前来诊时的基础心电图 77B 相比较。

心电图 77A

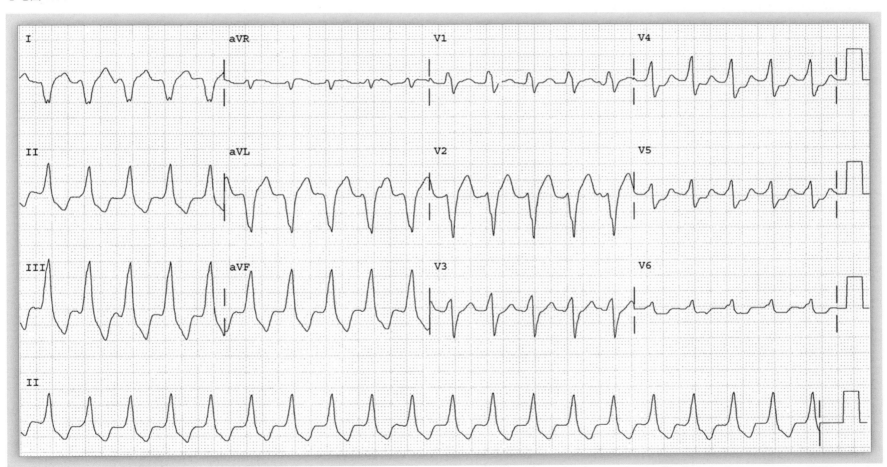

图中所示心动过速起源于哪儿?

A. 窦房结(伴差异性传导)　　　　　B. 房性异位激动(伴差异性传导)

C. 右室　　　　　D. 左室下壁　　　　　E. 左室侧壁、流出道

心电图 77B

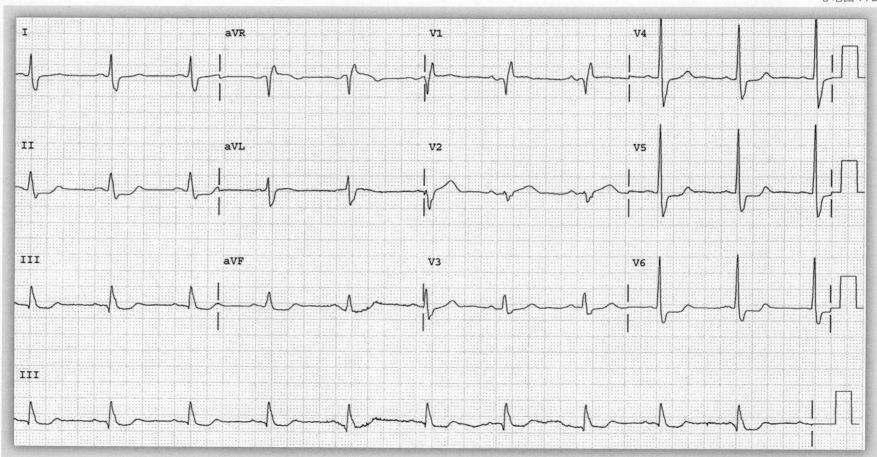

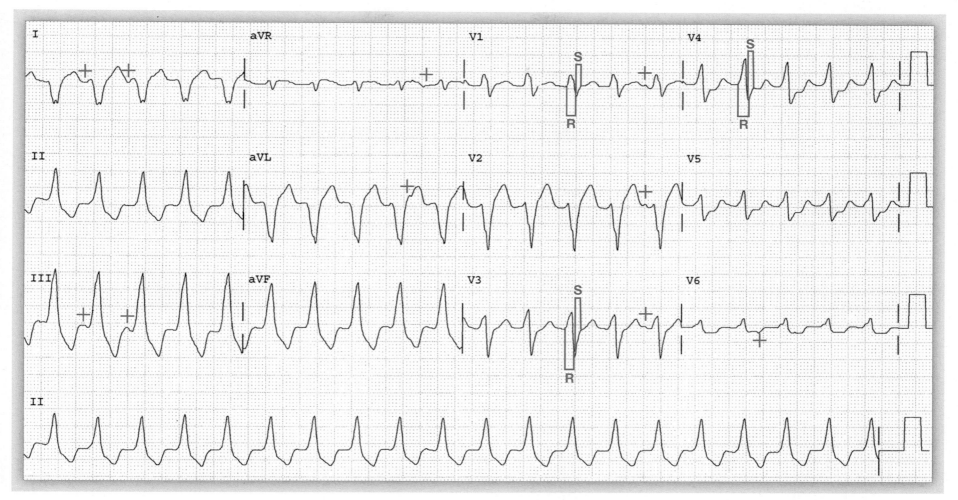

心电图 77A 分析：单型性室速。

心电图 77A 提示节律规整,心室率为 126 次 / 分,QRS 波群时限延长(0.18s)。QRS 波形态异常(不是典型的右或左束支传导阻滞),心电轴右偏,在 +90°～ +180°(在 Ⅰ 导联 QRS 主波向下,在 aVF 导联主波向上)。QRS 波前后均无明显的 P 波。仔细观察可发现 ST 段有细微的变化(+ 所示),提示有房性激动或隐藏 P 波。在 Ⅰ 导联和 Ⅲ 导联中的第三个 QRS 波群前、aVL 导联中第四个 QRS 波后、V₁～ V₃ 导联中第五个 QRS 波前尤为明显。在一部分而不是所有 QRS 波群前能见到 P 波,说明存在房室分离。对于宽 QRS 波心动过速,房室分离是室速的一个特征性表现。该图因为 QRS 波群形态一致,所以为单型性室速。在该图中不规则的 ST 段没有显示清楚的 P 波,这种 ST 段的不规则见于室速,而在室上速时不会出现,因为室上速时 ST 段和 QRS 波形态一样,在每个心动周期都是一致的。这是因为心室的激动可通过正常的浦肯野纤维系统,也可以通过旁道传导,而室上性激动的传导顺序是一致的。

心电图中显示,除了房室分离,QRS 波时限增宽(>160ms)也符合室速的特征。而且 V₁～ V₃ 导联呈 RS 型,R 波的幅度大于 S 波深度(R/S>1),R 波时限大于 100ms,提示心室初始去极化缓慢、异常,这是室速一个典型特点。由差传引起的宽 QRS 波心动过速,S 波幅度大于 R 波(R/S<1),时限也常于 R 波,

R 波时限 <100ms,这是因为存在差异性传导时,心室终末向量延迟除极的结果。这也用来区分室速和室上速伴差传的一个 Brugada 标准。

因为 V₁ 导联 R 波振幅高于 S 波,提示该宽 QRS 波心动过速可能为完全性右束支传导阻滞(但不典型)。V₁ 导联缺乏 RSR′ 形态特征,也有助于室速的诊断(而不是室上速伴差传)。

室速的诊断可除外问题 A、B 提到的快速心律失常。待室速发作时,可做 12 导联心电图进行更精确的室速来源的定位(确认心肌瘢痕或缺血位置)。形态类似于右束支阻滞的室速(在 V₁ 导联 R 波幅度比 S 波深)来源于左室,左束支阻滞形态室速通常起源于右室。因心室除极向量背离激动起源点,可根据宽 QRS 导联上主波的偏移方向确定室速起源。在心电图 77A 中,QRS 波形态似右束支阻滞图形,因此室速来源于左室。在 Ⅰ、aVL 导联主波向下,说明激动来源于左室侧壁。因为 QRS 波群在 Ⅱ、Ⅲ 及 aVF 导联主波向上(指向下壁),提示除极方向是从流出道或心底部向心室下壁。因此该患者室速发自左室流出道左侧壁。左室流出道来源的室速表现为单型性室速,与右室流出道性室速类似。左室流出道型室速常见于结构正常的心脏,血流动力学较稳定,一般不会发生心脏骤停,维拉帕米或 β 受体阻滞剂治疗有效。

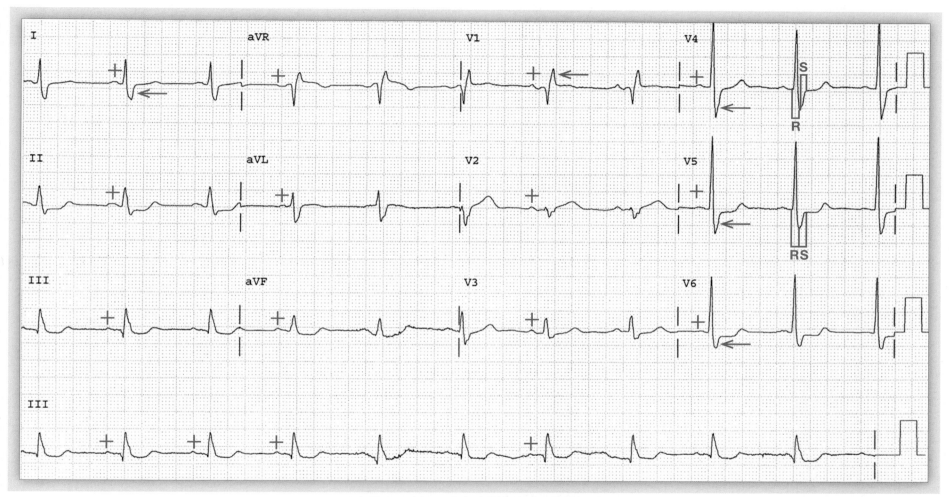

心电图 77B 分析:**正常窦性节律,右束支传导阻滞。**

心电图 77B 中显示节律规整,频率为 62 次 / 分。每个 QRS 波前都有一个 P 波(+),PR 间期恒定(0.18s)。Ⅰ、Ⅱ、aVF 及 $V_4 \sim V_6$ 导联,P 波直立,因此为窦性心律。QRS 波群时限延长(0.14s),形态呈典型的右束支阻滞改变。$V_5 \sim V_6$、Ⅰ 导联 S 波增宽(←),V_1 导联终末宽 R 波(→)(qR 型)。提示 QRS 波增宽主要是由于终末部分除极延迟所致(在 RS 型导联,S 波宽于 R 波,或 R/S 小于 1,R 波时限< 100ms)。和 77A 相比较,主要的区别点在于 QRS 波形态。QT/QTc 延长(480/490ms),但校正后正常为 440/450ms。■

64 岁女性患者,既往高血压病史,服用阿替洛尔控制血压。四天前出现腹泻、恶心、呕吐。两天前大便培养阴性,因仍腹泻,开始使用左氧氟沙星。患者自述,由于恶心,进食很差,但仍然每天坚持服用阿替洛尔。到达急诊室后,立即给予心电监护,并服用奥坦西隆治疗恶心。最初的实验室检查显示血钾水平为 2.2 mmol/L(正常范围为 3.5 ～ 5.0mmol/L),肾前性氮质血症,肌酐水平从基础的 0.7 mg/dL 增高到 1.9 mg/dL。出现短暂的晕厥(丧失意识

10 ～ 15s),当时心电图如下。

引起心律失常的机制是什么?
什么原因导致了心律失常?
如何治疗?

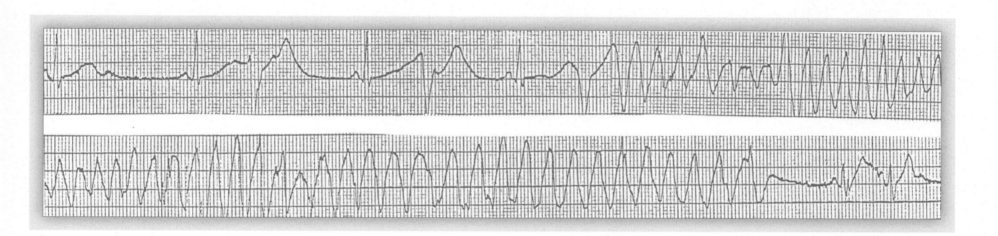

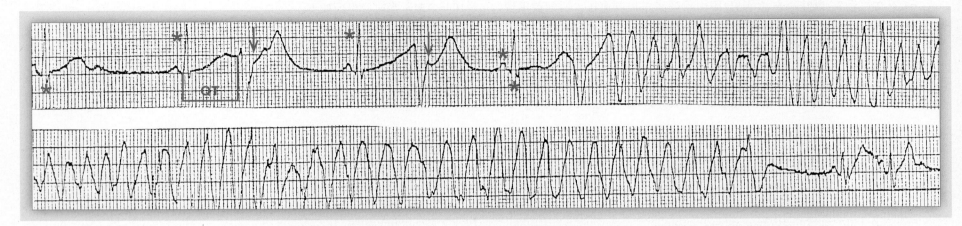

心电图 78 分析：QT 间期延长的非持续性多形性室性心动过速（尖端扭转性），窦性心动过缓，室性早搏，长 QT 间期。

这是心电监护记录下的连续 Ⅱ 导联图形。第一、二、四和六个 QRS 波（*）时限正常（0.08 s），前面均有 P 波（+），PR 间期固定（0.16 s）。第三和五个 QRS 波（↓）提早出现并且宽大，前面无 P 波，为室性早搏（PVC）。第六个 QRS 波后，开始一段宽 QRS 波群的心动过速，这些 QRS 波的形态不同，电轴发生了改变，这就是多形性室性心动过速。尽管室性早搏干扰了 QT 间期，但是 QT 间期仍然可以辨认，其长度为 640～680ms，显著延长。尽管 T 波被早搏干扰，QT 间期可测量 Q 波至 T 波下降支与基线相交处距离。当窦性激动波基线上 QT 间期延长时，多形性室性心动过速称为尖端扭转性室性心动过速。

尖端扭转性室速就是指"R on T"现象，即室性早搏（"R"）出现在前一次心动的 T 波顶端后，此时为心室易损期，为心室复极的极晚期。随着 QT 间期的延长发生"R on T"的可能性增高。主要的病理生理假说是在动作电位的 2 期和 3 期心脏离子通道功能紊乱，尤其是钾离子外流受阻，致细胞膜不应期延长，最终使动作电位时程延长。当动作电位延长时，会发生早期后除极，它可以触发电活动。早期后除极可能是钙离子内流产生的，这种现象在动作电位 2 期延长时会加强。获得性 QT 间期延长与许多药物有关，也可由心动过缓、低钾血症、低镁血症引起。尖端扭转性室性心动过速是由于动作电位 2 期延长，引起早后除极，继而反复触发电活动所致。

该患者存在致获得性 QT 延长的潜在危险，她服用的两种药物（喹诺酮、奥坦西隆）可直接引起 QT 间期延长。同时，由于胃肠道疾病、呕吐、进食不良，造成低血钾也可引起 QT 间期延长及室性异位搏动。除以上临床因素，阿替洛尔的使用也是增加药物致尖端扭转性室性心动过速发生的危险因素。因为心动过缓可使 QT 间期更长，心动过速可使 QT 间期缩短。药物性尖端扭转性室性心动过速可能是"停搏依赖性"，即它可能继发于长 RR 间期（心室不应期延长的结果）之后。阿替洛尔血液含量增加后，即有发生窦性心动过缓的潜在危险，也就会产生像室早后一样的长代偿间歇。

尖端扭转性室性心动过速的处理，应先评估患者的主要生命指征和意识水平，同时保持气道通畅、进行呼吸和循环支持。如果尖端扭转性室性心动过速持续存在，而且临床情况不稳定，应立即除颤。静脉应用镁制剂可抑制尖端扭转性室性心动过速发生，因为镁制剂可通过影响 2 期钙离子内流，减少早后除极，从而稳定心肌细胞。此外，预防尖端扭转性室性心动过速发生主要是应纠正长 QT 间期，预防心动过缓的发生。可采取以下措施：

- 纠正电解质紊乱；
- 避免使用引起 QT 延长的药物；
- 静脉应用利多卡因（Ⅰb 抗心律失常药）；
- 停用任何结性抑制剂，尤其是 β 受体阻滞剂，避免心动过缓的发生；
- 电起搏或静脉应用异丙肾上腺素（α、β 受体激动剂），提高心率，缩短膜的不应期和动作电位时限。以足够的心率起搏可以抑制室性早搏的发生，室性早搏可以触发尖端扭转性室性心动过速的发作。■

68 岁男性患者,突发胸痛、气短及晕厥,急救车送到急诊室。患者的妻子提供他的病史,既往有高血压、阵发性房颤病史。平时服用血管紧张素转换酶抑制剂、β 受体阻滞剂、维拉帕米。到达急诊室后,患者意识清醒,反应灵活,诉急救车到达前感急性呼吸困难及头晕眼花。患者看上去比较痛苦。检查发现脉搏慢但规整,血压是 85/30 mm Hg(1mm Hg=0.133kPa),正常呼吸时,指端血氧饱和度为 86%,鼻导管吸氧后得到改善。体格检查发现颈静脉压力为 14cm H_2O 伴有间歇性的 A 波,双肺呼吸音清,后背右肺基底部可闻及细小的哮鸣音,心尖搏动无移位,无抬举性搏动,未闻及心脏杂音。腹部正常,上下肢均可触及动脉搏动。非对称性的左下肢水肿。急诊护士记录心电图如下,无平时心电图对比。

诊断是什么?
应立即给予什么治疗?

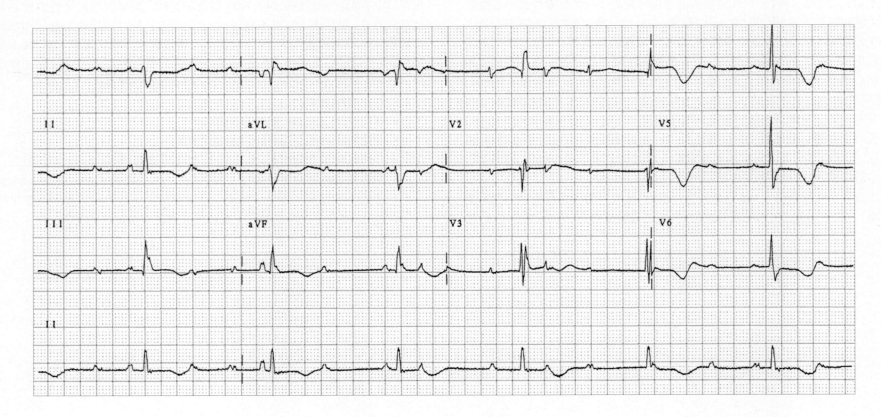

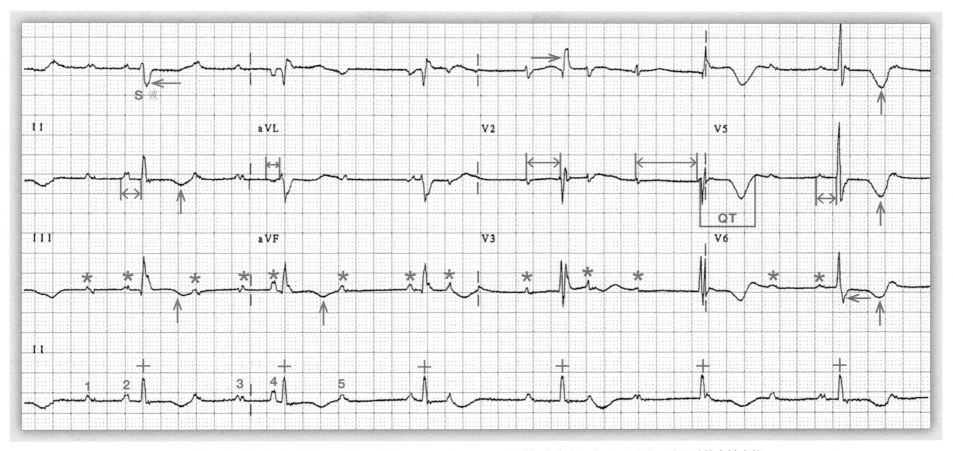

心电图 79 分析：游走性心房波，完全性房室传导阻滞合并交界区逸搏，右束支阻滞，左后分支阻滞导致的电轴右偏。

心电图显示 QRS 波频率规整，40 次 / 分。心房电活动（*）频率为 90 次 / 分，心房律绝对不规则，至少存在三种形态不同的 P 波。但没有任何一种形态的 P 波占绝对优势，因此属于游走性的多源性心房律。规整的 40 次 / 分的心室律与游走性心房律同时存在，因此心室电活动是在不规律的心房电活动基础上产生的，P 波与 QRS 波无相关关系，PR 间期也不相同（↔）。由于同时存在规整 QRS 波，这就意味着存在房室分离，心房率快于室率，属于完全性房室传导阻滞。QRS 波时限增宽（0.16 s），为右束支阻滞（RBBB）图形 [V$_1$ 导联为 qR 波形（→），I、V$_6$ 导联 S 波增宽（←）]，电轴右偏，在 +90°～+180°（I 导联 QRS 主波向下，aVF 导联主波向上）。这与左后分支阻滞图形的特征一致，心电图上未显示其他可以引起电轴右偏的原因。值得注意的是，即使无宽 S 波（反映右束支传导阻滞），I 导联 QRS 主波仍然向下。因此，该图诊断为游走性心房激动合并完全性房室传导阻滞，伴交界区逸搏，同时存在非特异性 T 波改变（↑），QT/QTc 间期稍微延长（600/490 ms）。但是如果将 QRS 波时限增宽的因素考虑在内，矫正后 QT/QTc 间期是正常的（540/440 ms）。

该患者的表现高度怀疑急性肺栓塞。突发呼吸困难、低血压致头晕、双肺喘鸣及双下肢非对称性水肿，这些均符合急性肺栓塞的诊断。心电图显示游走性心房波（多源性心房激动），可能是由于肺栓塞使右房压力急剧升高，引起右房壁受牵拉所致。同样，当右室受到极力牵拉时将会导致行走在室间隔内的右束支近段纤维的损伤，这在体表心电图上表现为右束支传导阻滞。但是仅从体表心电图的右束支阻滞，不能确定病因是慢性损伤还是急性右室扩张。

左后分支阻滞不属于常见的传导异常，因为左后分支（左束支的一支）纤维呈扇形分布，覆盖左室下壁的大部分区域。心肌病时可影响到该区域，下壁心肌梗死时更容易影响到此处。左后分支的诊断标准是电轴右偏伴正常的 QRS 波宽度（除非合并右束支传导阻滞）。在诊断左后分支阻滞前应排除其他引起电轴右偏的原因，包括任何原因引起的右室肥厚、侧壁心肌梗死、左右臂导联接反、预激综合征和右位心。也就是说，左后分支阻滞是一种排除性诊断。大面积肺栓塞引起肺动脉压和右心室压力显著增高时，可以导致急性电轴右偏。发生晕厥或新出现右束支传导阻滞时提示右室压力升高。但是，右束支阻滞和左后分支阻滞可能早于心室扩张或晕厥等表现。这只能与先前的心电图进行比较得知。尽管出现 QT/QTc 延长，但是应该注意的是 QT 间期包括 QRS 波。如果因为存在束支阻滞使 QRS 波的宽度增加，计算 QT/QTc 间期时，就必须将这一因素考虑进去。一般来说，计算 QT/QTc 间期的 QRS 波的宽度为 80 ms，当 QRS 波增宽时，应当用测得的 QT 间期减去 QRS 大于 80 的毫秒数。

基本的处理措施是先通过静脉输液稳定患者病情，并进一步明确诊断（肺动脉 CT）。因为患者血流动力学不稳定，如果证实存在肺栓塞，强烈推荐溶栓治疗。肌钙蛋白和脑钠肽水平对预后具有重要意义。快速性传导异常可以通过间断使用 β 受体阻滞剂和维拉帕米来纠正，溶栓治疗后传导异常也可能得到改善。如果完全性房室传导阻滞和慢心室率持续存在，心动过缓的症状持续不缓解，那么应当考虑植入临时心脏起搏器治疗。但是，肺栓塞时植入起搏器的手术过程风险较大。■

48 岁患者,既往房颤和房扑病史,开始应用氟卡尼后成功进行了电转复,转为窦性心律。之后继续服用氟卡尼控制节律。保持数周稳定后,突发出现心

心电图 80A

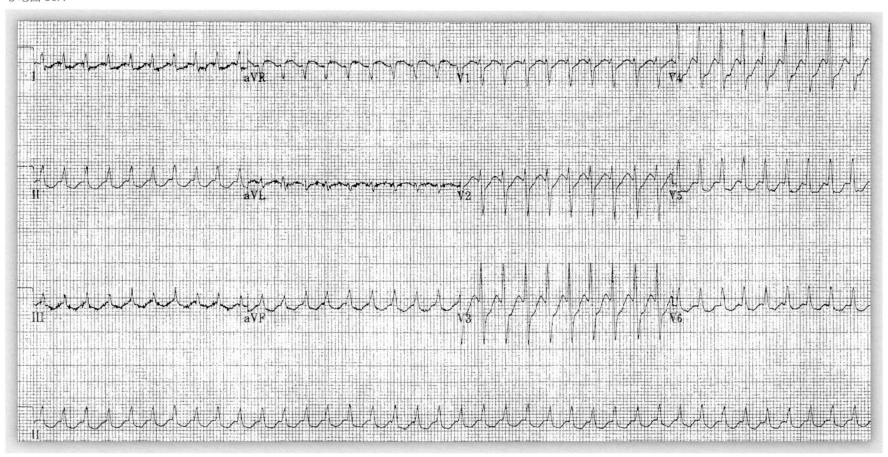

悸和晕厥。被送到急诊室,发现患者发作明显心动过速。记录心电图如 80A,
经治疗心室率减慢后复查心电图如 80B。

这份心电图展示了什么?
导致此快速性心律失常的原因是什么?
能预防该心动过速发作吗?

心电图 80B

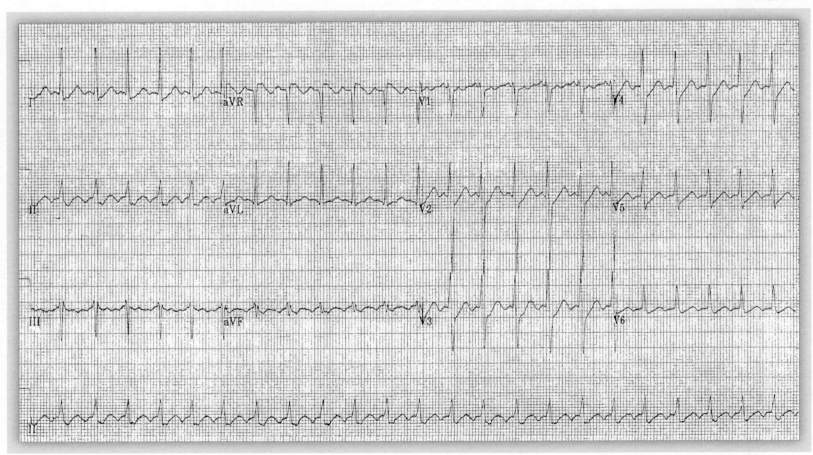

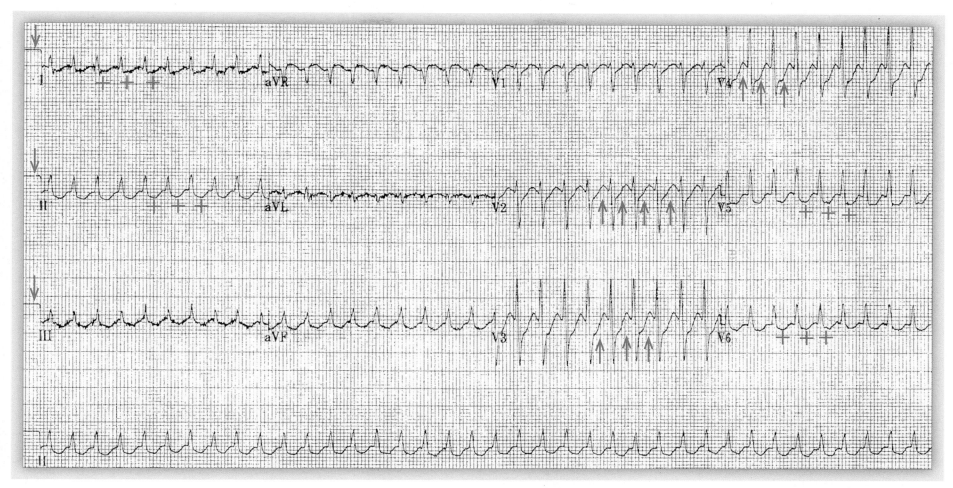

心电图 80A 分析:心房扑动 1:1 房室传导,低电压(因为半电压设置)。

心电图 80A 显示节律规整，心房率为 260 次 / 分。QRS 波时限正常（0.08 s），电轴正常，处于 0° ～ +90°（Ⅰ 和 aVF 导联 QRS 主波向上），形态正常，QT/QTc 间期正常（160/330 ms），考虑为室上性心动过速。心房率为 260 次 / 分或更快的唯一的室上性心动过速就是房扑。当心室率也是 260 次 / 分或更快时，为 1 : 1 房室传导。进一步观察发现每一个 RR 间隔之间均有一个锯齿波（+），表明存在心房电活动。心电图还显示低电压，尤其是肢体导联（每一个肢体导联 R 波 < 5 mm，每一个胸前导联 < 10 mm）。但应当注意的是，这份心电图是以 1/2 标准电压记录的 [1 mV = 5 mm，或五个小格（↓）]，因此实际波幅应是测量的 2 倍。

尽管氟卡尼起初成功地维持了窦性心律，但是它未能阻止房扑复发。尽管最初房扑率不能确定，但是这份心电图上显示的是 260 次 / 分，这是心房扑动的最慢心率，最初房扑率可能稍快（300 次 / 分）。氟卡尼和其他 ⅠC、ⅠA 类药物均能减慢房扑率，房扑率减慢后可能发生 1 : 1 房室传导。此外，随着房扑率的减慢，隐匿性传导也会减少，这样就会使激动更大程度的传导通过房室结。所以临床上经常合用一种 β 受体阻滞剂来加强 ⅠC（和 ⅠA）类药物致房室结阻滞的效果。

心电图还显示 V_1 ～ V_4 导联 ST 段上斜形压低（↑），其他大多数导联 ST 段水平形压低。尽管在此心率水平时，ST 段压低代表着心肌缺血，但是它们更有可能是扑动波。

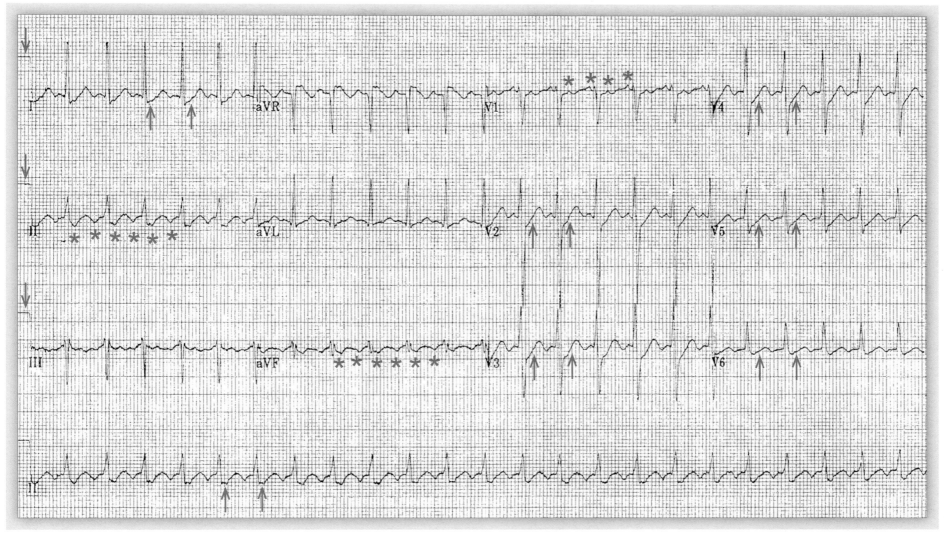

心电图 80B 分析:**心房扑动伴 1∶1 房室传导阻滞。**

心电图 80B 是在应用静脉 β 受体阻滞剂后记录的。QRS 波的时限、形态、QT/QTc 间期与心电图 80A 相同。QRS 波的幅度正常并且高于心电图 80A。但是需要注意的是，这份心电图是在标准电压（1mV=10mm）下记录的（↓），说明 QRS 波的电压是正常的。该图显示心室律节律规整，为 130 次 / 分。房性活动稳定（*），频率为 260 次 / 分，在 Ⅱ、Ⅲ、aVF 和 V₁ ~ V₃ 导联上可以清楚看到。Ⅰ、V₂ ~ V₆ 导联可见 ST 段上斜形压低（↑），Ⅱ 导联可见明显 ST 段水平形压低。但是这种改变与第二个扑动波有关，它覆盖了 ST 段早期。扑动波出现在 QRS 波的初始部或终末部很常见，并在体表心电图上表现为 Q 波、S 波或 ST 段压低，使得房扑波难以识别诊断。■

你为一个 3 小时前行髋关节修复术的患者会诊,该患者术中出现严重出血。术后常规行心电图检查,医疗团队认为是室性心动过速。

诊断何种心律失常?

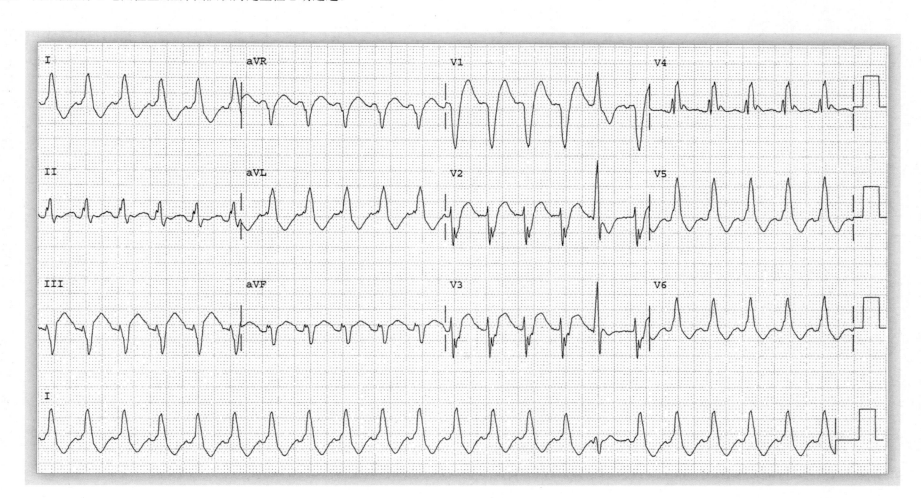

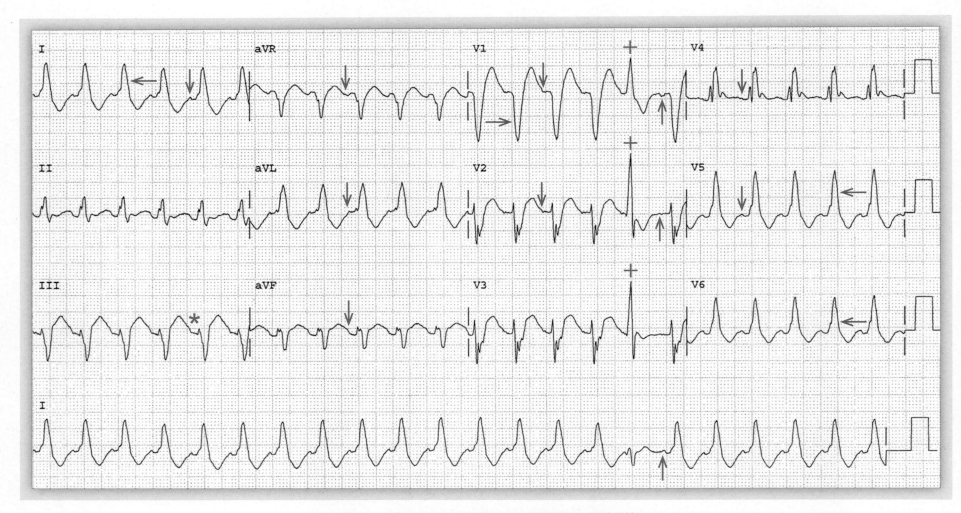

心电图 81 分析：窦性心动过速，左束支传导阻滞，室性早搏。

此图显示节律规整,频率为 138 次 / 分。尽管Ⅲ导联 T 波终末部分可以看到切迹(*),但是 P 波并不明显。心动过速时,经常可以在 T 波的终末部分看到 P 波,尤其是当 PR 间期延长时。T 波上升支和下降支都应该是平滑的,当 T 波出现任何的切迹或突起时,都强烈提示其中可能隐藏着 P 波。此外,在停搏期间 P 波可能变得更明显。该图中记录到一个独立出现的室性早搏(+),早搏后出现停顿,随即出现一个清楚的 P 波(↑),PR 间期是 0.14s。确定了 PR 间隔后,很清楚地看到每个 QRS 波前确实存在 P 波(↓),所以Ⅲ导联 T 波上的切迹就是隐含的 P 波。Ⅰ、Ⅲ、aVF 和 V₅～V₆ 导联上 P 波是直立的,因此该图是窦性心动过速。

QRS 波时限延长(0.16 s),呈现左束支传导阻滞的形态(LBBB),Ⅰ 和 V₅～V₆ 导联 R 波宽大(←),V₁ 导联呈 QS 波(→)。电轴在额面上左偏,处于 0°～–30°(Ⅰ 和Ⅱ导联 QRS 主波向上,aVF 导联主波向下)。QT/QTc 间期轻微延长(320/490 ms)。但是必须考虑到延长的 QRS 波。如果减去延长的 QRS 间期的 0.06 s 就可以获得校正的 QT 间期,那么 QT/QTc 间期正常(260/395 ms)。

因此该图是窦性心动过速伴因潜在的束支传导阻滞引起差异性传导,而并非室性心动过速。术后出现窦性心动过速常是因为失血、脱水、感染或肺栓塞引起。左束支传导阻滞可能是因为早先就存在或与快心率相关,但是这需要与先前的心电图进行比较来做出判断。如果左束支传导阻滞是新出现的,当患者稳定后,应进一步评估是否存在结构性心脏病或冠脉疾病(心脏超声,负荷试验)。■

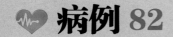
右侧哪种人会有以下心电图表现？

A. 马拉松运动员　　　　　　　B. 糖尿病患者
C. 原发性淀粉样变患者　　　　D. 脱水的患者

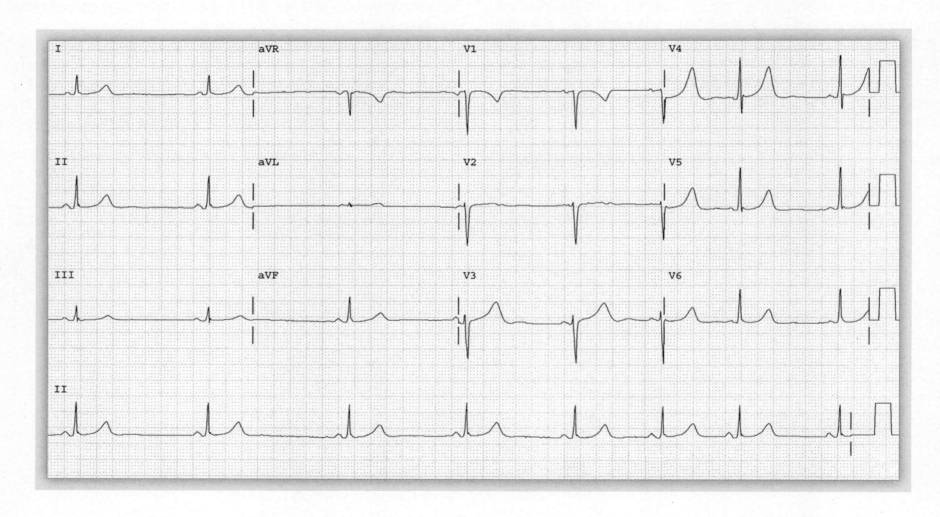

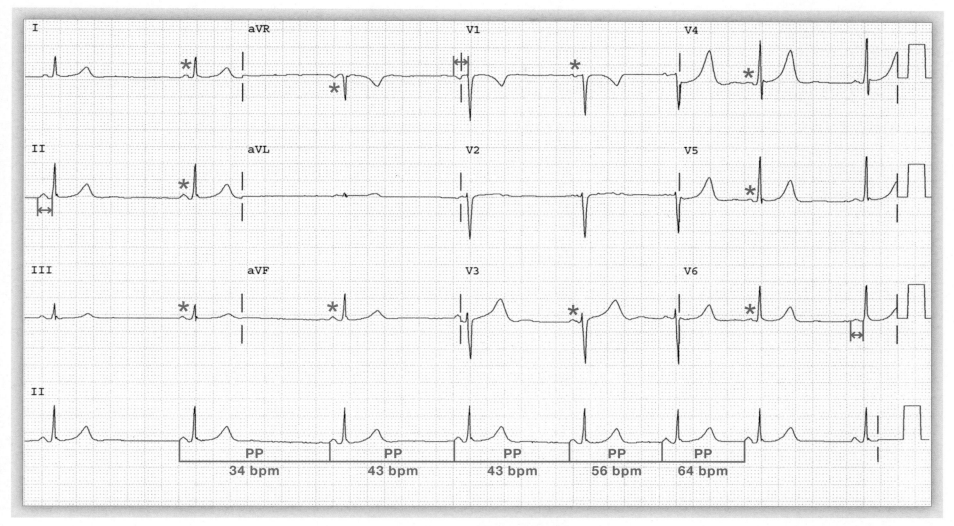

心电图 82 分析:**窦性心律不齐。**

这份心电图节律极不规整,心率在 34 ~ 64 次 / 分之间波动。QRS 波时限(0.08 s)、形态正常。额面心电轴正常,处于 0° ~ +90°（Ⅰ 和 aVF 导联 QRS 主波向上）。QT/QTc 间期正常（500/450 ms）。一般仅有三种室上性不规整节律:第一种为窦性心律不齐,只有一种形态的 P 波,且 PR 间期恒定不变;第二种为多形性房律或游走性心房激动(房率 < 100 次 / 分)或多源性房速(房率 > 100 次 / 分),此时会存在三种或更多种形态的 P 波,没有任何一种 P 波能成为主导激动;第三种为心房颤动,无可以辨认的 P 波。该图中,每个 QRS 波前均存在同一种形态的 P 波(*),PR 间期(↔)是固定不变的(0.16 s)。因此,这是窦性心律失常,是与呼吸时相相关的心律不齐。

窦性心律不齐是心脏迷走张力变化的反应,呼吸引起心脏前负荷的变化(班布里奇反射)后,心脏迷走神经张力改变并使心率发生变化。具体过程如下:吸气时,心脏前负荷增加,引起心房张力升高,迷走张力降低,窦房结自律性增高,心率随之加快;呼气时,前负荷降低,迷走张力增加,窦房结自律性降低,心率随之减慢。健康人,例如马拉松运动员的心脏迷走张力处于高水平,并且很有可能发生心律不齐,因此可以有该图的表现。自主神经功能紊乱的患者,如糖尿病、淀粉样变患者,迷走张力常低于正常人。饱腹感可使副交感神经激动,从而刺激迷走神经并产生呼吸时相的影响,相反饥饿和脱水状态将弱化呼吸时相的影响,因为在这种状态下,交感神经是激活的。■

46 岁女性患者，1 周前开始出现日常活动后呼吸困难，无胸部压迫感和端坐呼吸，既往有糖尿病和高血压。主要生命体征只是血压增高 158/82mmHg（1mmHg=0.133kPa），查体仅发现不规则的心尖搏动。医生惊讶地发现既往病史中记录的 S_4 心音，这次没有听到。立即给予心电图检查如下。

心电图发现能解释患者的症状和体征吗？

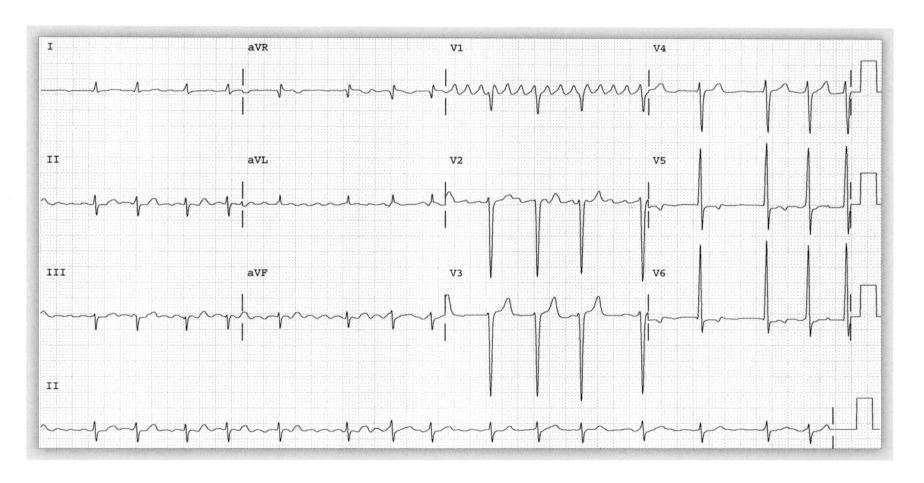

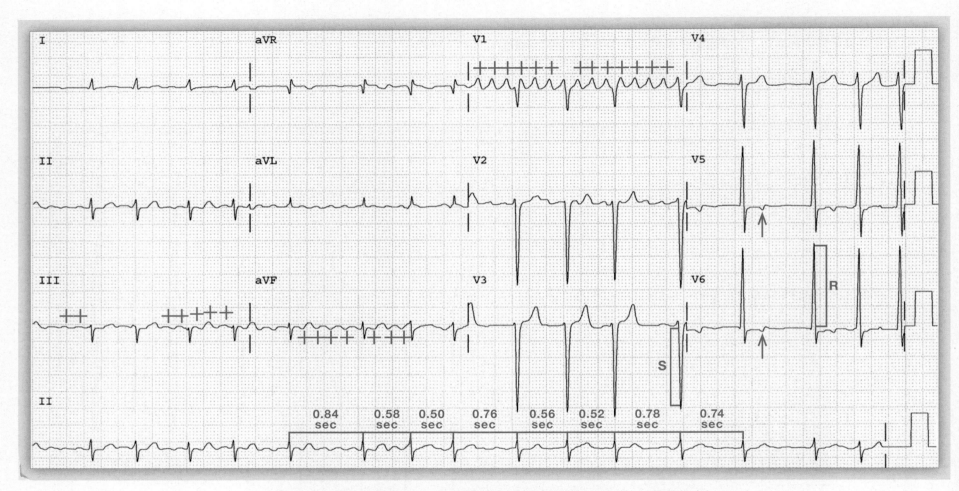

心电图 83 分析：粗心房颤动，左心室肥厚，电轴左偏，顺钟向转位（ R 波递增不良、移行晚 ）。

节律极不规则,无明确可辨认的 P 波,平均心室率 104 次 / 分。基线上的粗波提示存在心房活动,波的形态、振幅和间隔都不规则,在 Ⅱ、Ⅲ、aVF、V₁ 导联最明显(+)。心房率高于 320 次 / 分,因此,这是粗的心房颤动波。波形突出,类似于心房扑动波,特别是在 V₁ 导联。但是因为形态、振幅和间隔不规律(表现在 Ⅱ、Ⅲ、aVL 和 aVF 导联),而且频率更快,所以确认为房颤波。相比之下,心房扑动波形态、振幅和间隔均一致,这可以与该图做对比。此外,心房扑动时心室率可能不规则,但按不同比例传导(即规律的不规则)。而心房纤颤时 RR 间隔绝对不规则。

QRS 波群时限正常(0.08s),电轴左偏,在 0° ～ -30°(Ⅰ 和 Ⅱ 导联 QRS 主波向上,aVF 导联 QRS 主波向下)。QT/QTc 周期正常(320/420ms)。肢体导联低电压(每一个肢体导联 < 5mm)。然而,QRS 波群的振幅增加 [V₃ 导联 S 波深度 = 25mm([),V₆ 导联 R 波振幅 =23mm(]);SV₃ + RV₆= 48mm],据此可诊断左心室肥厚(即 SV₃ +R V₅ ≥ 35mm)。V₅ ～ V₆ 导联 T 波异常(↑),可能是继发于左心室肥厚。

胸前导联 R 波递增不良,是水平面顺钟向转位所致,此外,再加上额面电轴的偏转,从膈下看心脏成像,此时心脏会在水平面上向左后偏转。正常情况下,从 V₁ ～ V₆ 导联 R 波振幅逐渐增加,在 V₃ ～ V₄ 导联发生转变(R / S > 1)。当心脏顺钟向转位时,R 波在胸前导联递增缓慢,移行出现较晚(R / S >1),一般到 V₄ ～ V₅ 导联方发生转变,这是由于左心室电轴向后旋转,导致左室活动出现较晚所致。相反,左室电轴反方向旋转时,左室活动出现较早,R 波移行(R / S >1)将出现 V₂ 导联。

随着房颤的发展,近期出现粗的房颤波(即振幅 >2mm),心房收缩受损,因此听不到 S₄ 心音。因为 S₄ 代表左室肥厚时,左室顺应性降低,心房需强力收缩产生快速血流进入左室而产生的心音。患者症状很可能是房颤时心房收缩受损,影响对非顺应性左室充盈的结果。同时,增加活动量会刺激交感神经增强房室传导,从而使心室率加快。起始的治疗就是有效控制心室率,尤其是运动时的心室率。更多的确切治疗(即恢复窦性心律与维持房颤抗凝或抗血小板治疗)决定于某些因素,包括症状是否通过充分控制心室率而得以改善。如果不是,有必要恢复窦性心律,重建正常的血流动力学,改善舒张功能不全和心室的顺应性,同样重要的是应该与患者讨论,根据她的意愿决定治疗方案。■

67 岁男性患者，因气短、心悸和胸部不适就诊于急诊科。行心电图检查（84A），几分钟后复查第二份心电图（84B）。基于第二份心电图结果，进行处理。

心电图 84A

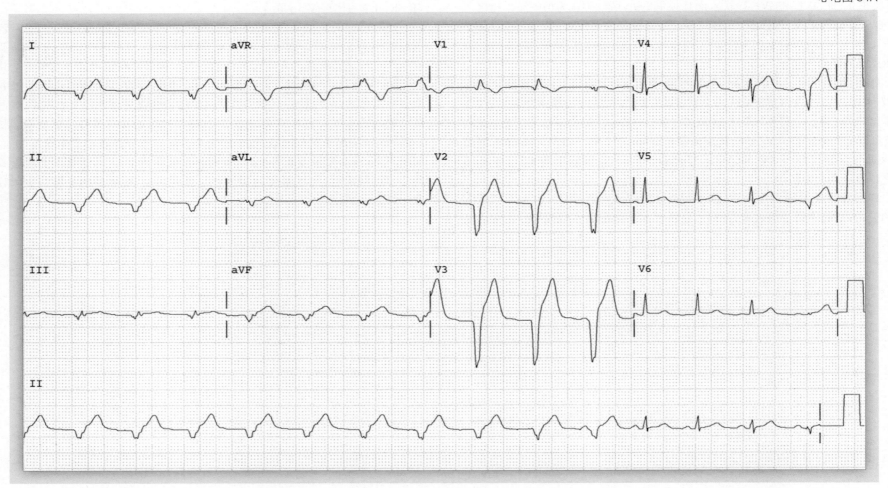

导致心电图 84A 的病因是什么?

下列哪些检查或操作做完后最有可能出现 84A 心电图的表现?

A. 踏车运动试验   B. 倾斜试验   C. 电生理检查

D. 经皮冠状动脉介入诊疗   E. 经皮主动脉瓣成形术

心电图 84B

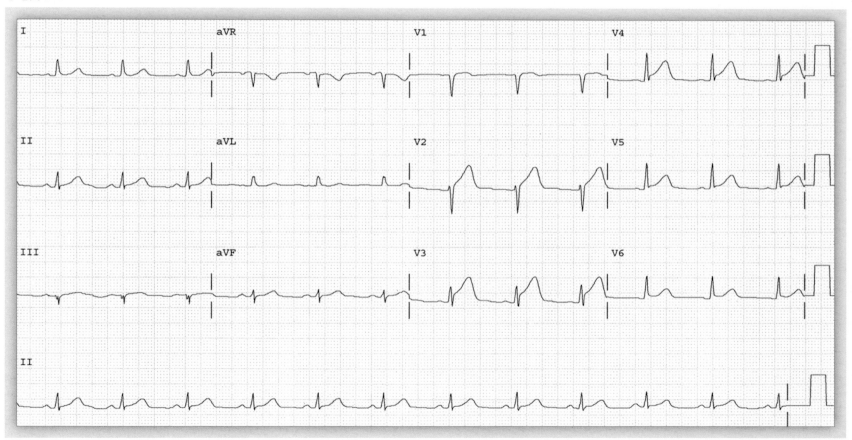

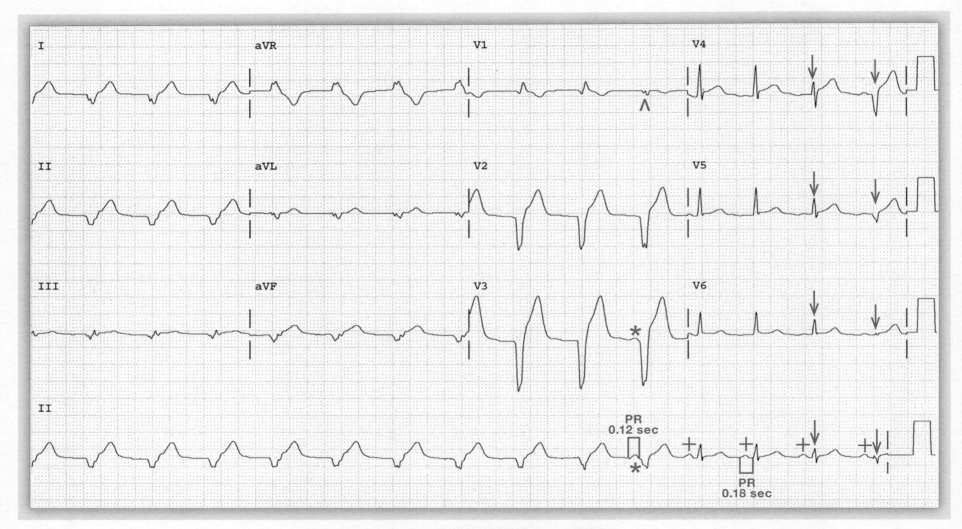

心电图 84A 分析：**加速性室性自主节律，正常窦性节律。**

上图显示节律规整，90 次 / 分。QRS 波群时间延长（0.16s），QRS 波群形态异常（既不是典型左束支阻滞也不是右束支阻滞），电轴不确定，为 -90°～ ±180°（I 和 aVF 导联 QRS 主波向下）。在心电图初始部分没有明显 P 波，然而，在第 10 个 QRS 波群前可以看到 P 波（*），第 10 个 QRS 波群与前面的 QRS 波群时限、形态均相似，仅 V$_1$ 导联第 10 个 QRS 波群（∧）不同，PR 间期短（0.12s）。然而，第 11 和 12 个 QRS 波群窄且每个波群前面有一个 P 波（+），PR 间期恒定（0.18s），在 II 导联和 V$_4$ ～ V$_6$ 导联为直立，所以这些是窦性节律。根据以上分析可知，该图显示加速性室性自主心律伴室性融合波（∧），之后恢复窦性心律。室性融合波（形态既不同于室性也不同于窦性波形，为两者叠加所致）是心房冲动通过房室结和希氏束－浦肯野纤维系统传导并和源自心室肌的冲动相融合形成。在宽节律中出现融合波或完全夺获（Dressler complex）意味着房室分离且节律源自心室。与室性节律相符的还有电轴的不确定性。只有直接激动心室肌（宽大室性波形、心室起搏，尤其是双心室起搏或由于 WPW 旁道产生的预激波形）才能出现宽大的 QRS 波形。虽然最后两个 QRS 波群之前有 P 波，但它们的形态略有不同（特别是在 V$_4$ ～ V$_5$ 导联），表明这些也是融合波（↓），是由于再次出现稍快的加速性室性自主节律和窦律稍减慢所致。

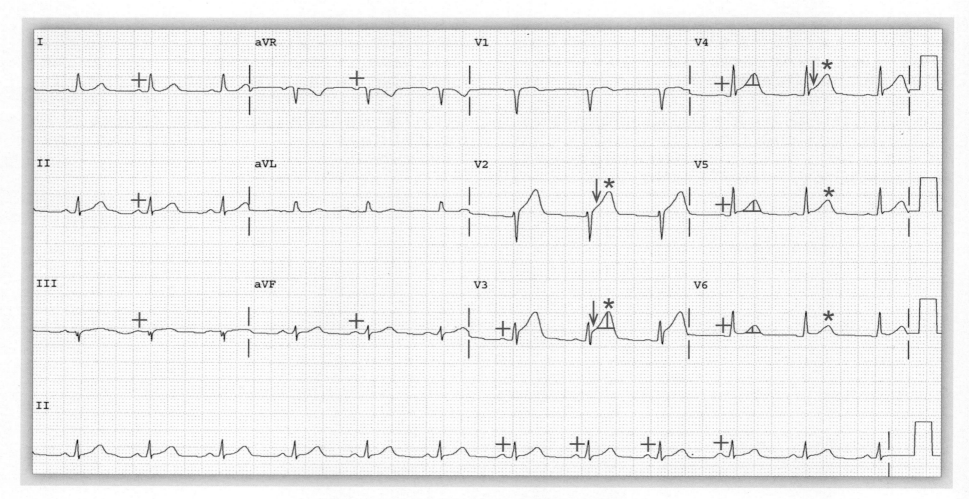

心电图 84B 分析:正常窦性心律,急性前壁 ST 段抬高性心肌梗死。

心电图 84B 显示心室率 70 次 / 分,节律规整。每个 QRS 波群前有 P 波（+），PR 间期固定（0.18s）。Ⅰ、Ⅱ、aVF 和 $V_4 \sim V_6$ 导联 P 波正向,因此这是窦性心律。QRS 波群时间（0.08s）正常,电轴不偏,在 0°～+90°（Ⅰ 和 aVF 导联 QRS 主波向上）,QT/QTc 间期正常（400/430ms）,$V_2 \sim V_4$ 导联 ST 段抬高（↓）、T 波升降支对称（＊）,由此可见该图为急性前壁心肌梗死,QRS 波群与心电图 84A 显示的加速性室性自主心律的 QRS 有显著差异。

加速性室性自主心律常见于急性心肌梗死后的再灌注心律失常,是由于血栓自溶、使用溶栓药物或经皮冠状动脉介入使得血液恢复所致,通常为一过性,不需要任何治疗。然而如果有症状,可以用标准的抗心律失常药物来治疗。首先需要明确室性节律是否是加速性的,这种情况可以给予抗心律失常药物。如果室性心律是完全性心脏阻滞造成引起的室性逸搏,在抑制心室节律前应该植入心脏起搏器（如果有临床适应证）。如果心房率超过心室率,这是完全性心脏阻滞。如果心房率慢于心室率,则为加速性室性自主心律。第二份心电图显示了急性 ST 段抬高心肌梗死的证据,患者遂接受了紧急导管术和经皮冠状动脉介入治疗。■

68岁男性患者,因腹胀和恶心来急诊科就诊。患者脉搏不规律,随即对其进行心电监护,几分钟后护士检查心率,手测脉搏大约是监护记录显示的一半。

心电图上有什么异常表现?
为什么脉搏和监测心率不同?

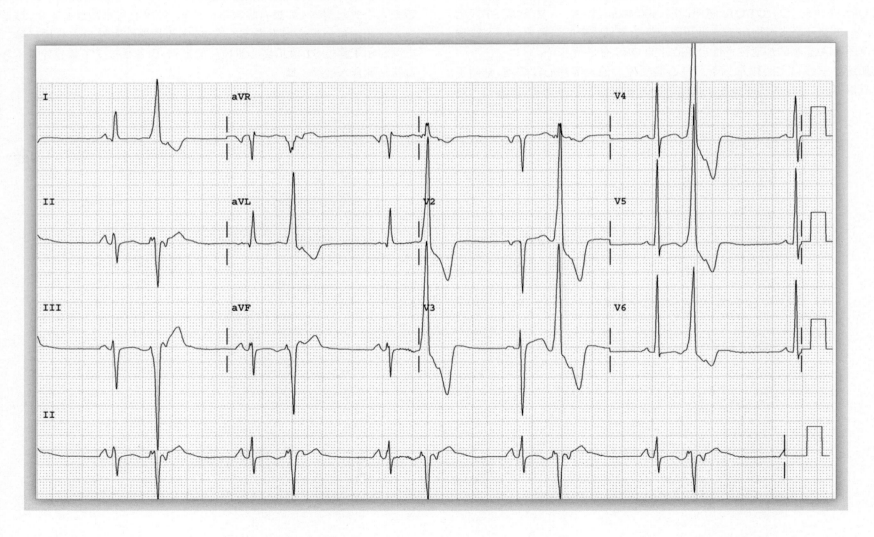

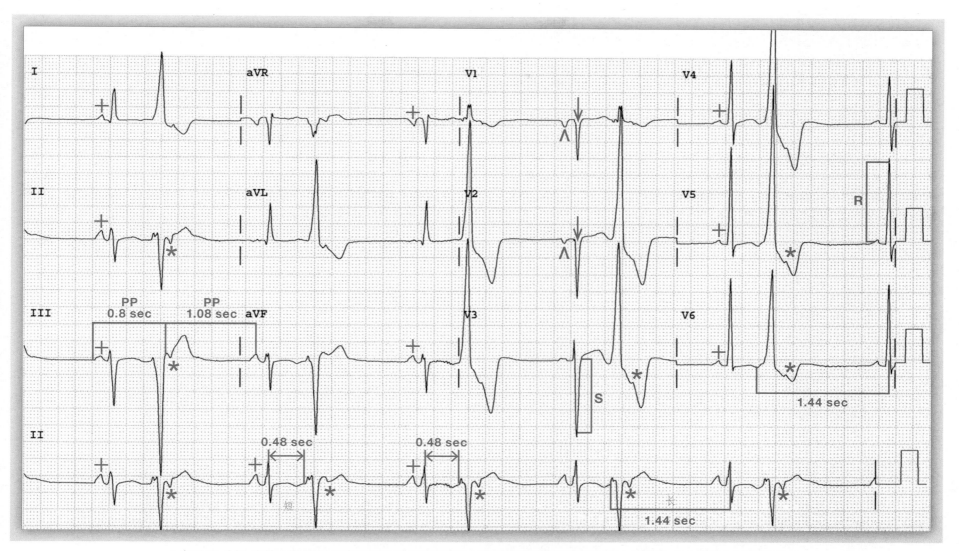

心电图 85 分析:窦性心律,室性早搏二联律式(室早二联律),陈旧性前间壁心肌梗死,左心室肥厚、左心房肥大(或异常)。

该图显示节律是规律的不规则,以长(⊔)和短(↔)RR 间期模式重复。所有的长间期(1.44s)一样,短间期也一样(0.48s)。窄 QRS 波群(时限 0.10s)之前有 P 波(+),PR 间期固定(0.16s)。P 波在 Ⅰ、Ⅱ、aVF 和 V₄ ～ V₆ 导联直立,因此这些是窦性心律。P 波在 V₁ ～ V₂ 导联是负向波(∧),考虑可能是左房肥大。

电轴极度左偏(Ⅰ 导联 QRS 主波向上,Ⅱ、aVF 导联 QRS 主波向下且呈 rS 形态),因此这是一个左前分支阻滞图形。其他引起电轴极度左偏的病因还有陈旧下壁心肌梗死,此时 Ⅱ、aVF 应该有一个初始 Q 波,而该图无此特征。图中显示 V₁ ～ V₂ 导联有 Q 波,表明存在陈旧性前间壁心肌梗死。此外,V₅ 导联 R 波振幅增大(28mm)([),V₃ 导联 S 波加深(22mm)(]),RV₅ +SV₃= 50mm,可诊断为左心室肥厚(即 RV₅ +SV₃ ≥ 35mm)。

每次窦性波群后有一个宽的(0.18s)、异常形态的 QRS 波群,前面没有 P 波。它的形态不典型,既不是右束支阻滞也不是左束支阻滞,这是室性早搏以二联律模式发生(每个 QRS 波群后有一个室早)。窦性波群和室性早搏之间的偶联间期固定,表明两个波形之间有关联性。因为偶联间期固定,室性早搏的形成有折返机制的参与,每一次循环由窦性 QRS 波群激动开始,沿环路传导,形成室性早搏。

在 Ⅱ、Ⅲ 导联紧跟每个早搏波群后可见一清晰的负向波形(*),这种波形在 V₁ ～ V₆ 导联也可看到,埋在 ST 段内(*),这是一个 P 波,它和窦性 P 波不同,和下一个窦性 P 波的间隔(1.08s)(⊓)相比,它出现早、PP 间隔更短(0.8s)(⊔),因此它是一个逆行 P 波,是室性早搏经房室结逆传激活心房,它不是基本节律中的窦性 P 波,它出现早并且形态与窦性 P 波不同。■

68 岁患者,既往体健,描述了一种感觉:间歇性"漏跳",否认心悸、眩晕、头晕眼花或晕厥病史。记录心电图如下。

如何描述这种心律失常?
下一步应怎样治疗?

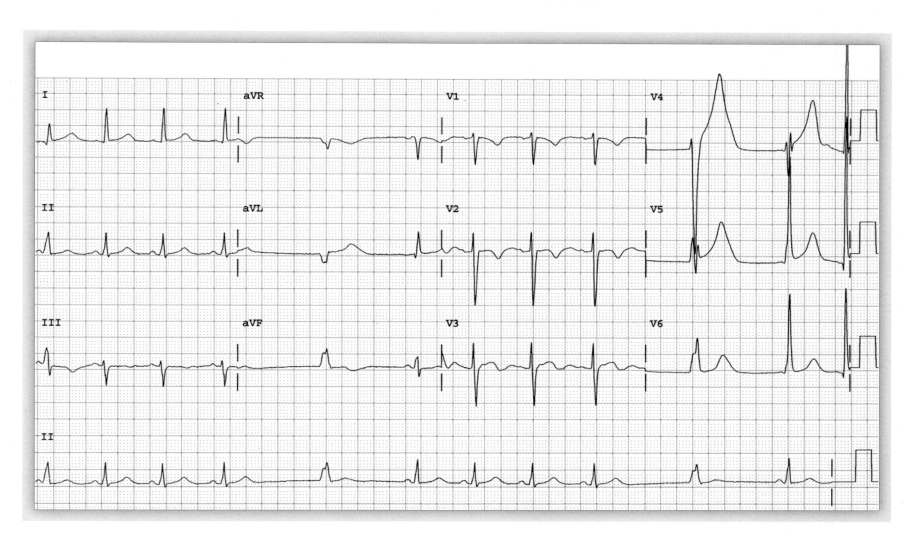

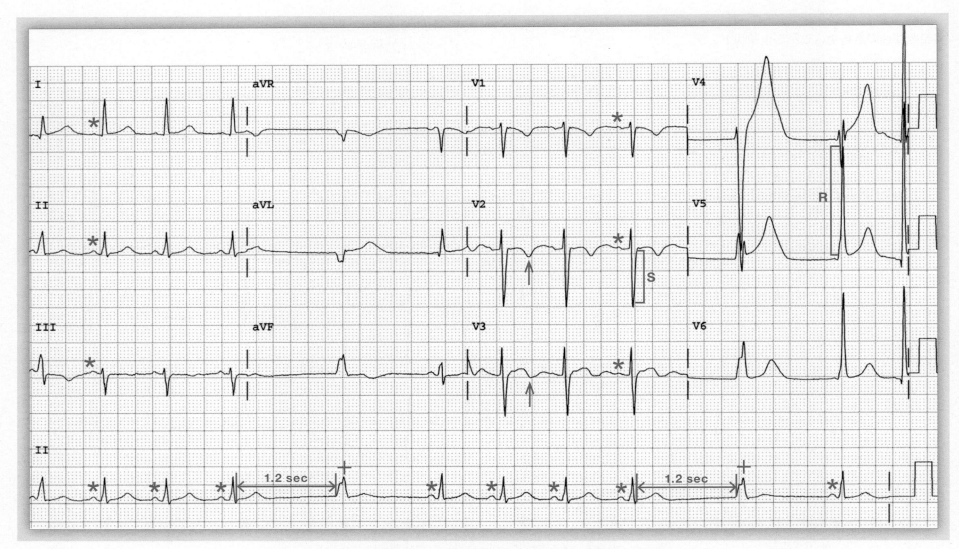

心电图 86 分析：**窦性停搏伴室性逸搏，左心室肥厚和继发性 ST-T 改变。**

第 2 ～ 4 个和第 6 ～ 9 个以及最后一个 QRS 波群前均有 P 波（*），PR 间期固定（0.14s）。这些 QRS 波群节律规整，为 86 次 / 分，并且在 Ⅰ、Ⅱ、aVF 和 V_5 ～ V_6 导联 P 波正向，因此属于窦性心律。QRS 波群时限（0.08s）和形态正常，但存在左室高电压（SV_2 + RV_5= 65mm），符合左心室肥厚的诊断标准（SV_2 +RV_5 ≥ 35mm），还可以看到 V_2 ～ V_3 导联非特异性 ST-T 改变，QT/QTc 间期轻度延长（400/460ms）。

图中还有两个长的 RR 间期为 1.2 s（↔），在此期间没有心房激动的证据。这些长间期是因为窦性停搏，一个正常窦性 P 波没有按时出现的结果，目前尚不清楚是由于窦性停搏还是窦房阻滞所致。窦性停搏的结果就是出现 QRS 逸搏波（+），频率为 50 次 / 分。区别逸搏的病因（交界区或室性）要看其形态而不是逸搏的频率。如果逸搏的 QRS 波群宽且形态与窦性不同，则可确定逸搏起源于心室。

窦性停搏可能是由于窦房结阻滞或窦房结停搏。窦房结阻滞时，停搏前后的 PP 间期是正常 PP 间期的 2 倍。窦房结停搏时，停搏前后的 PP 间期与窦律无关，与正常两个 PP 间期比，可长可短。该病例病因不清楚，最有可能是窦房结停搏。通常是由于药物影响窦房结，如地高辛、β 受体阻滞剂或钙通道阻滞剂，也可能是迷走张力增强或潜在的窦房结功能不全所致。停搏由室性逸搏终止表明，心房或交界区兴奋性下降或心室自律性增强。

患者有轻度窦房结功能障碍的症状，症状不是由于血流动力学异常所致，基于这点，植入起搏器不是绝对的适应证。然而，通常患者低估症状的实际严重程度，由于没有认识到这一点，他们会减少活动量来减轻症状。下一步应准确评估患者窦房结功能障碍的程度和严重性（对有症状的患者进行动态心电图或远程电话监控），判断是否存在由心动过缓引起的运动能力受限（踏车运动耐力测试）。如果发现患者症状与窦房结功能障碍相关，那么这是植入永久起搏器的 Ⅰ 类适应证。■

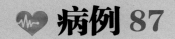

74 岁男性患者,既往冠心病,陈旧性心肌梗死,左心功能不全(射血分数30%)的病史。现出现心悸症状,心电图如下。

此心电图属于哪种心律失常?

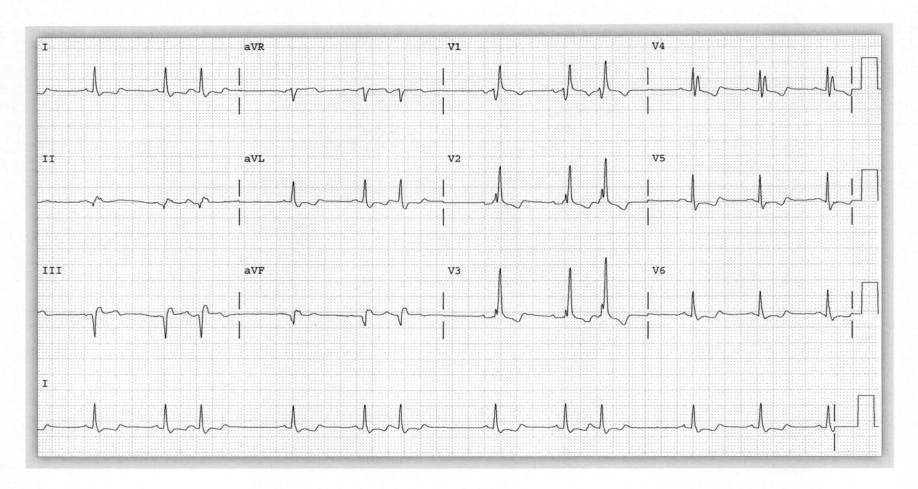

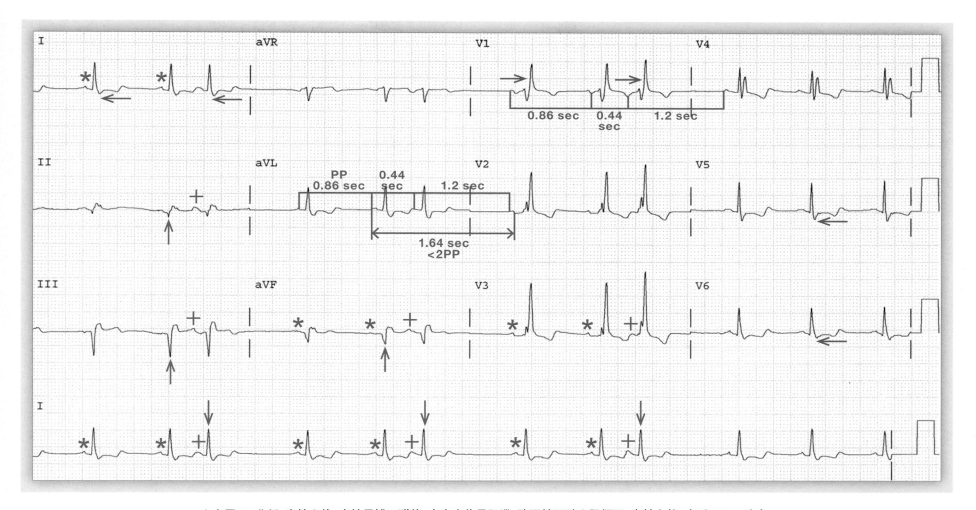

心电图 87 分析:窦性心律,房性早搏三联律,右束支传导阻滞,陈旧性下壁心肌梗死,电轴左偏,广泛 ST -T 改变。

心电图显示节律不规整，虽然整体不规则，但波动以成组的形式出现，因此是规律的不规则。每两个波群后就出现一个早搏，因此为房早三联律。前两个 QRS 波群前能看到形态一致、规律出现的 P 波。在 I、II、aVF 和 V₄～V₆ 导联上 P 波为直立，PR 间期恒定（0.16s），每一组 PP 间期或心率（70 次/分）都是相同的。因此，这是两个窦性心律波群。第三个提早出现的 QRS 波群（↓）前也有 P 波，但形态较其他 P 波不同。提早出现的 QRS 波群与前面波群之间有固定的关系（PP 间期 0.44s），因此这个 QRS 波群为三联律中的心房早搏波，其后有个间歇。早搏前后的 PP 间期（1.64s），短于 2 倍的窦性 PP 间期（0.86×2＝1.72 s），因此这是一个不完全代偿间歇。

所有的 QRS 波群有相同的形态。QRS 持续时间延长（0.12s），呈右束支阻滞图形 [V₁ 导联呈 RSR′ 形态（→），I 导联和 V₅～V₆ 导联 S 波增宽（←）]，电轴生理性左偏，在 0°～-30°（I 和 II 导联上 QRS 主波向上，aVF 导联主波向下）。然而，aVF 导联上 QRS 主波向下是因为存在 Q 波（↑）的缘故。因为相邻 III 导联上也有 Q 波，提示存在陈旧性下壁心肌梗死，所以导致电轴左偏。QT/QTc 间期为 400/430ms，用延长的 QRS 时限矫正后为 380/400s。

类似于房早联律，房早三联律提示有重复性早搏。这是一种良性心律失常，如果不频繁出现，就没有重要的临床意义。如果不引起症状或激发持续性房性心动过速，不需要治疗。这个患者有心悸症状，是由于早搏后收缩增强的结果。早搏后出现代偿间歇，左心室则持续血液充盈，从而导致左心室舒张末容量增加。根据 Frank-Starling 效应，舒张末容量增加，引起左心室收缩力增强，导致每搏输出量增加。应用抗心律失常药物治疗可以选择 β 受体阻滞剂，该类药物可使左室收缩力降低，从而减轻心悸症状。■

85 岁老年女性患者,定期常规随访。既往有陈旧性心肌梗死和阵发性房颤病史,服用倍他乐克和华法林治疗。体格检查:双肺呼吸音清,颈静脉无怒张,心尖搏动正常。心脏听诊,第一心音亢进,心尖部可闻及由于瓣膜突然开放产生的舒张中期杂音。常规行心电图检查。

心电图的异常表现是什么?
临床诊断是什么?

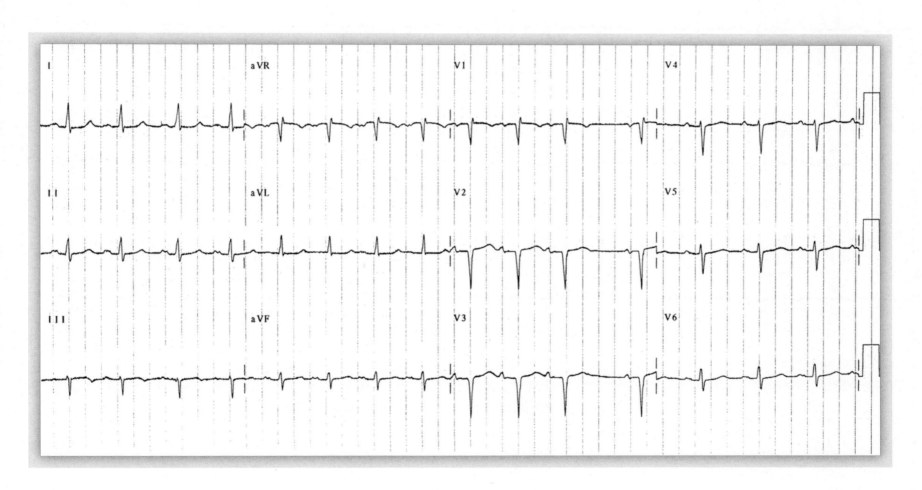

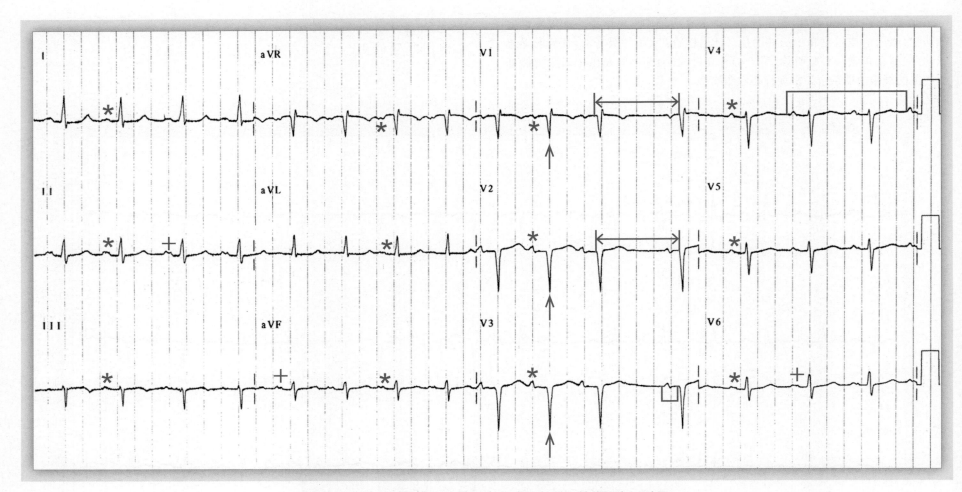

心电图 88 分析：窦性停搏，二尖瓣 P 波，左房肥大，陈旧性前间壁心肌梗死。

心电图显示心室率 96 次／分，节律规整。每个 QRS 波前有个 P 波（*），PR 间期恒定（0.20s）。Ⅰ、Ⅱ、aVF 和 V₄ ～ V₆ 导联上 P 波直立，因此该图为窦性心律。Ⅱ、aVF 和 V₆ 导联上 P 波时限增宽（＞120ms），且有明显的切迹（+），呈双峰，称为二尖瓣 P 波，提示左心房肥大。QRS 波时限正常（0.08s），电轴正常约为 0°（Ⅰ 导联 QRS 波主波向上，aVF 导联为双向波），QT／QTc 间期正常（320／404ms）。

图中有一处延长 1s 的 RR（或 PP）间期，在这个区间无 P 波，这就排除了房室传导阻滞或房早未下传导致的停搏原因，因此可确认为窦性停搏。窦性停搏有两种机制，第一种是窦房结存在阻滞，即窦房结按时发放冲动向心房传导，但发生间歇性传导失败，造成心房不能被激动。这种情况时，停搏前后的 PP 间期等同于 2 倍正常窦性 PP 间期。第二种机制是窦性静止，窦房结未能产生冲动，因此停搏间期与窦性间期无关，与 2 倍正常窦性间期相比，可长可短。该患者，停搏间期短于 2 倍窦性间期（⊓），因此应为窦性静止。停搏后的 PR 间期（⊔）比窦性 PR 间期略短（0.16s）。这是因为心率减慢后，房室结有充足的时间恢复，使激动通过时，房室传导加快，故 PR 间期缩短。然而，也有可能间歇后的 QRS 波是交界性逸搏产生，而不是窦性激动产生。此外，图上还

显示 V₁ ～ V₃ 导联有病理性 Q 波，表明以前有过前间壁心肌梗死。

二尖瓣狭窄最常见的原因是风湿性心脏病。其他不常见的原因有先天性二尖瓣畸形或二尖瓣环钙化。左心房黏液瘤可能出现与二尖瓣狭窄类似的症状和体征。随着舒张期左房向左室排血阻力增加，可以在心尖部听到舒张中期杂音。此音是由于瓣膜开放所致，被称为二尖瓣开瓣音（提示狭窄的二尖瓣突然开放）。第一心音亢进，是由于二尖瓣狭窄时，两个瓣叶粘连，使舒张晚期瓣口不能充分开放，造成收缩期僵硬的瓣叶强力关闭所致。二尖瓣狭窄的典型临床表现包括左房扩大和左房压力升高，如疾病继续进展，将出现肺动脉高压和右心室衰竭。一些患者随着右心压力的升高，将出现窦房结功能受损。该患者心电图上已出现左房扩大的表现，这也同时增加了房性心律失常比如房颤的危险。

二尖瓣狭窄患者发生快速房性心律失常尤其容易出现症状，因为患者特别需要有足够的左室舒张充盈时间和有效的心房收缩，来保证左室的血液充盈和每搏量。因此，二尖瓣狭窄和房颤的患者充分控制心室率的治疗至关重要。可以应用 β 受体阻滞剂、钙通道阻滞剂或地高辛。为保持良好的血流动力学状态，恢复窦性节律也常常是必要的。■

21 岁女性患者,因心悸到急诊科就诊。因为要参加大学考试,她一直以来每天都学习到很晚,并喝很多咖啡。她感觉心慌,焦虑不安。急诊室的医生检查发现,她的心脏呈规律的不规则式跳动,她显得疲惫,并有轻微的颤动。

她的心电图表现如何?
针对患者担心自己可能存在严重的心脏疾病,你能给她什么建议?

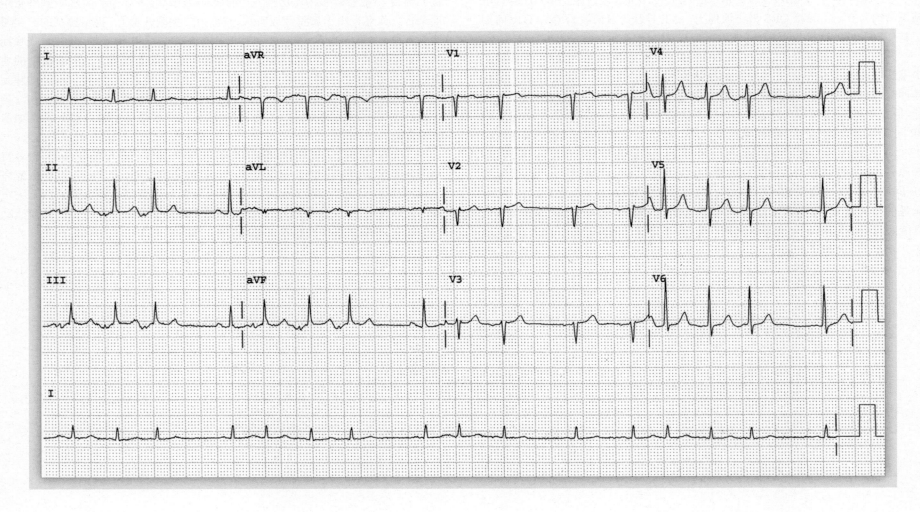

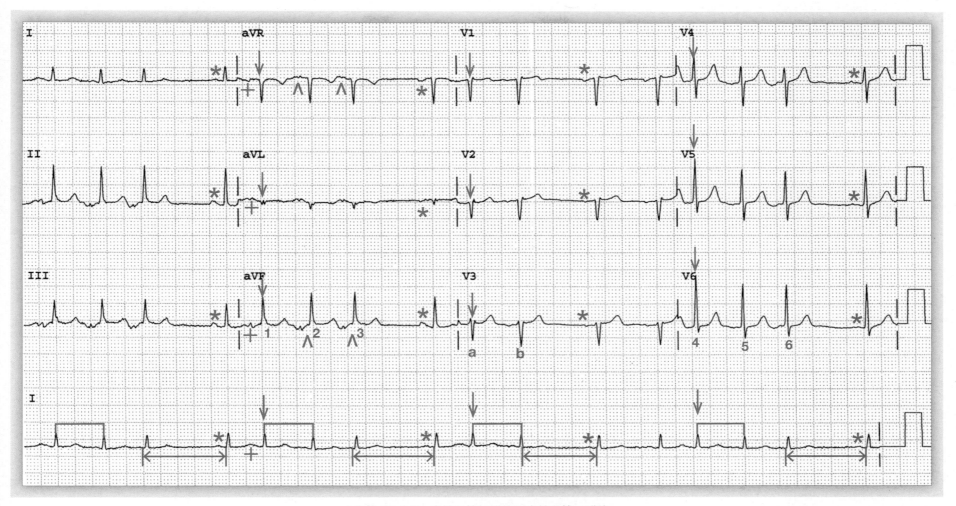

心电图 89 分析：房性早搏三联律和房性早搏二联律。

心电图显示,虽然存在某种固定的模式,心律仍是不规整的。之所以说存在某种固定的模式,是因为图中长间隔都相同(↔),其他 RR 间期也是规整的(⌐⌐)。因此节律显示规律的不规则,平均心率 96 次 / 分,每个长 RR 间期之后有一个 P 波(*),且在 Ⅰ、Ⅱ、aVF 和 V₄ ~ V₆ 导联上为正向。因此,这些为窦性 P 波,相应的 PR 间期时限相同(0.18s),因此这是基础的 PR 间期。在窦性波群后有一个提早出现的 QRS 波群(↓),前面也有 P 波(+),在 aVF 导联上可见该提前出现的 P 波,较窦性 P 波形态不同,故为房性早搏,它之后还有另外两个 P 波形态相同的房性早搏(∧)。这三个房性激动的频率分别为 150 次 / 分、100 次 / 分、130 次 / 分。连续的三个房性早搏(1、2、3)被称为房早三联律。在 V₃ 导联有两个房性早搏(a,b),称为心房早搏二联律,还有另外一个房性早搏三联律(4、5、6)跟随两个窦性心律。

所有的 QRS 波群时限(0.08s)和形态都相同,且正常。电轴也是正常的,在 0° ~ + 90° (Ⅰ、aVF 导联 QRS 主波向上), QT / QTc 间期正常(280 / 350ms)。

房性早搏是良性的,一般不提示严重的心脏病,正常人也可以见到。多种因素都可以诱发,包括药物(如地高辛,或拟交感神经药物如茶碱)、化学物质(咖啡因或尼古丁)或各种疾病(例如慢性肺疾病,慢性肾衰竭)。这些因素可能增加房性早搏发生的频率,并可以反复出现。 房性早搏也可见于结构性心脏病如心脏瓣膜病(二尖瓣脱垂、二尖瓣关闭不全)、高血压、心肌病和任何原因引起的心力衰竭。因此,应使患者确信,她没有任何严重的心脏问题。应该建议她减少咖啡的摄入量,并保证更多的睡眠。■

53 岁女性患者,因心悸到急诊科就诊。患者自述心悸症状突然发生,并已持续了大约 40 分钟。在急诊科,记录心电图过程中,心悸突然消失。

心律失常的机制是什么?
心电图上显示什么重要线索可明确该病病因?

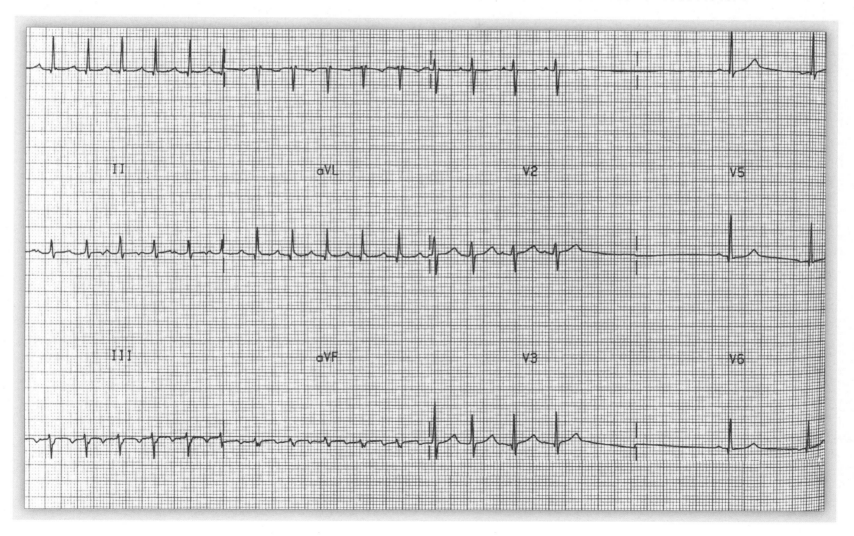

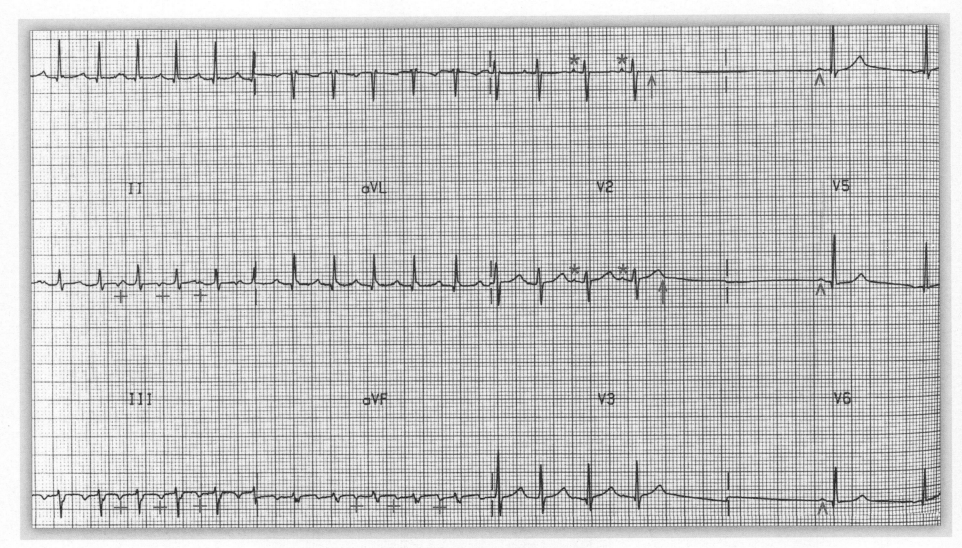

心电图 90 分析：**房性心动过速终止，转为窦性心律。**

心电图的起始部分显示心律规整，140 次 / 分，在 Ⅱ、Ⅲ 和 aVF 导联上可见到负向（倒置）的 P 波（+），V₁ ～ V₂ 导联上也可以看到 P 波（*）。PR 间期固定，0.12s，RP 间期为 0.36s，因此这是长 RP 间期的心动过速。这种心动过速的病因包括窦性心动过速伴 Ⅰ 度房室传导阻滞（该病例不属于这种情况，因为 Ⅱ 和 aVF 导联的负向 P 波不是窦性激动）、异位交界性心动过速、房速、房扑伴 2∶1 房室传导阻滞（该病例不可能是，因为未见到第二跳的心房波）、不典型的房室结折返心动过速（如快慢径传导），或房室折返性心动过速。房速在频率减慢到 130 次 / 分后突然终止，转为节律规整的缓慢心率（60 次 / 分），P 波规律出现（∧），PR 间期为 0.16s，因此为窦性心律。值得注意的是，心动过速终止时没有 P 波（↑）（最后一个 QRS 波后无 P 波）。这是心房突然终止发放冲动使心动过速停止的方式。因此可证明心电图起始部分是房性心动过速。另一个支持房性心动过速的特征是房速终止前心率逐渐减慢。这种情况通常见于由异位搏动导致的心律失常，表现为异位起搏点自律性的变化，并因此引起心率的变化。

QRS 时限（0.08s）、形态均正常。电轴也正常，大约为 0°（Ⅰ 导联 QRS 主波向上，aVF 导联主波双向）。QT / QTc 间期正常（320 / 470ms）。■

患者的远程监护记录到偶尔出现 P 波后无 QRS 波群跟随,患者自身感觉正常,但他的医生担心他可能进展成高度房室传导阻滞。

医生的担心有必要吗?
现在发生了什么异常?

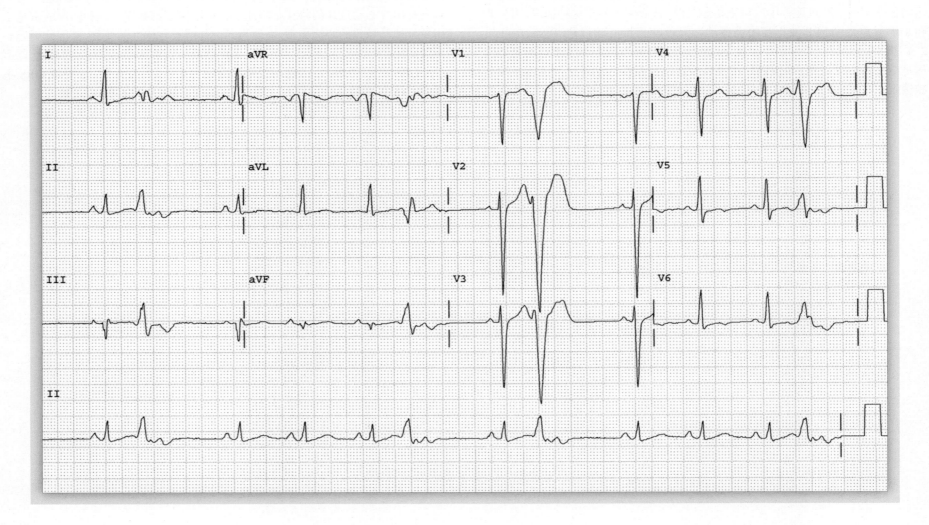

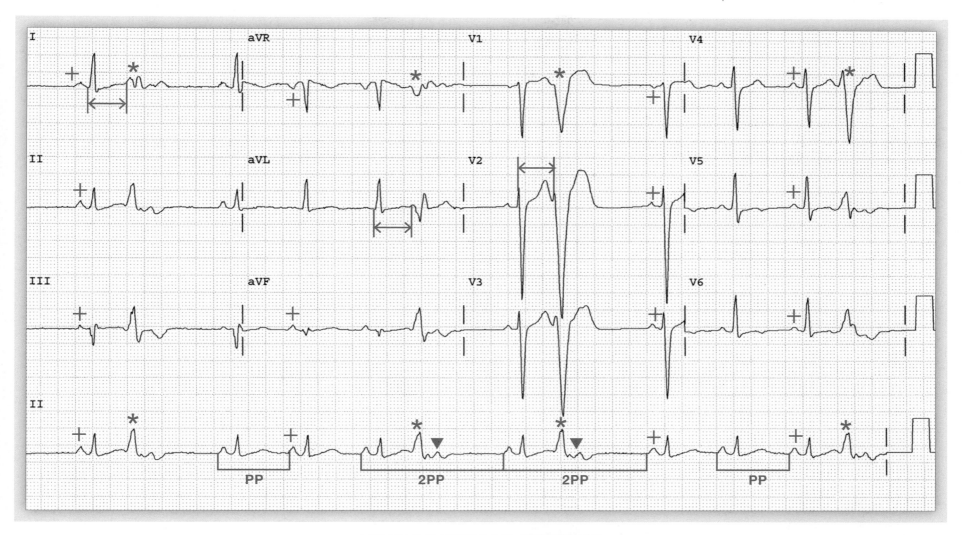

心电图 91 分析:正常窦性心律,单源性室性早搏。

四个提前出现的 QRS 波群（＊）及随后的间歇形成了规律的不规则节律，提早出现的 QRS 波群（第 2、6、8 及 12 个 QRS 波群）时限增宽至 0.20s，且形态异常。虽然，它们呈左束支传导阻滞样（V₁ 导联呈 QS 形，Ⅰ、V₆ 导联呈增宽的 R 波），但它们的不典型的特征在左束支传导阻滞是没有的（如：aVL 导联突出的切迹和宽的 Q 波）。这些提早出现的 QRS 波群前没有 P 波，因而，它们是室性早搏。这些早搏具有相同的形态，因此是同一起源。早搏的 QRS 波群和相应的前一 QRS 波群配对间期固定（↔）。窄 QRS 波群规律出现，时限（0.10s）、形态正常，窄 QRS 波群有一生理性的左偏电轴，在 0°～–30°（Ⅰ、Ⅱ 导联 QRS 主波向上，aVF 导联 QRS 主波向下）。每一窄 QRS 波群前有正向的 P 波，PR 间期固定（0.18s）。Ⅰ、Ⅱ、aVF、V₄～V₆ 导联 P 波为正向，因此，该图频率 76 次 / 分的正常窦性节律，QT/QTc 间期正常（400/450ms）。

室性早搏前后的 PP 间期是基础的窦性节律（PP 间期）的 2 倍，也就是说室早后有一代偿间歇。按时出现的窦性 P 波（▼）在每一个室性早搏后可见，但没有向心室传导（也就是说没有跟随的 QRS 波群）。这实际上是由室性早搏通过房室结的逆向传导使房室结处于绝对不应期所致。因此，正常出现的 P 波不能前向传导通过房室结，出现窦性节律未下传及完全性代偿间歇。这些未下传的 P 波并不意味着存在自身的传导疾病，而是室性早搏阻断窦性激动下传的正常生理现象。■

患者检查时记录到规律的不规则脉搏。心电图如下。

如何解释这种不正常的脉搏模式?

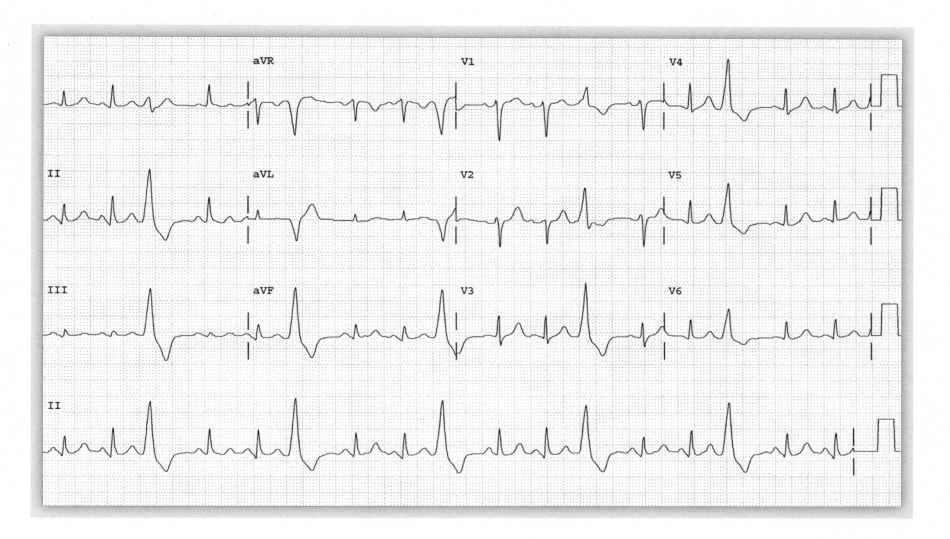

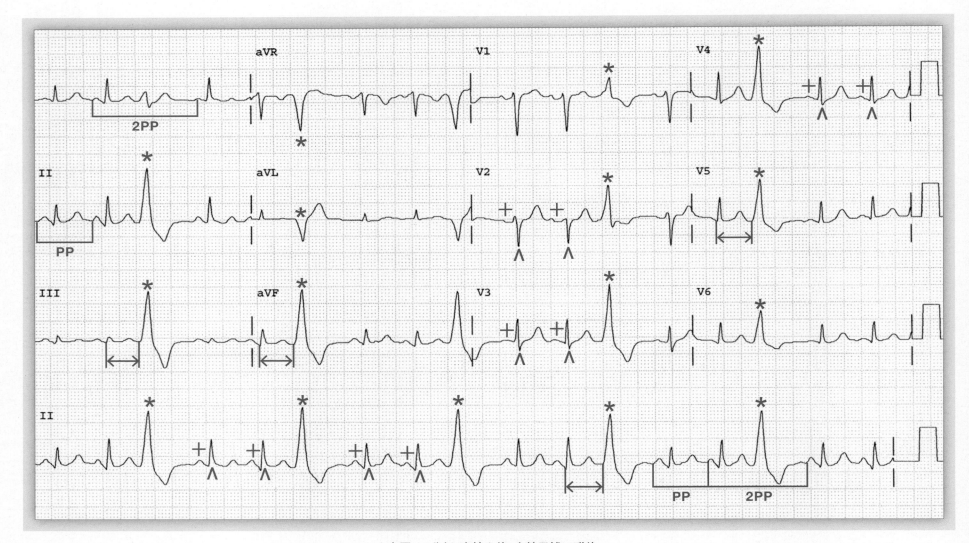

心电图 92 分析:**窦性心律,室性早搏三联律。**

心脏节律因为室性早搏呈现规律性的不规则,两个窄 QRS 波群(∧)(时限 0.08s),前均有 P 波(+),PR 间期恒定(0.16s)。在 Ⅰ、Ⅱ、aVF、V_4 ~ V_6 导联 P 波直立,因此,这些波群是窦性 QRS 波群。窦性的 QRS 波群电轴正常,位于 0°~ +90°(Ⅰ、aVF 导联 QRS 波群主波向上),这些 QRS 波群形态正常,QT/QTc 间期正常(350/450ms)。PP 间期稳定,频率为 100 次/分。在 2 个窦性 QRS 波群后是 1 个早搏波群(*),该波群宽大畸形(时限 0.18s)。尽管在 V_1 导联 R 波振幅较高,但 V_5 ~ V_6 导联终末无 S 波,因而其形态不是典型的右束支传导阻滞图形。更重要的是胸前导联的早搏 QRS 波群正向一致(即 V_1 ~ V_6 均为高大 R 波)。胸前导联正向一致性不是通过正常希氏束 – 浦肯野系统传导的表现,而是代表在预激综合征或起搏时,直接的心室肌激动产生 QRS 波群。这些 QRS 波群前无 P 波,故为室性早搏波群。第 2 个窄 QRS 波群和早搏的配对间期固定(↔),提示早搏为折返的结果。因为室性早搏均是单个出现,所以激动只是单次通过折返环路。每两个 QRS 波群即出现一个室性早搏,因此,称为室性三联律。每个早搏波形态相同(即它们是单个起源)。早搏后有一代偿间歇,也就是说,早搏前后的 PP 间期等于两倍的窦性 PP 间期(⊔)。这是因为早搏激动逆向进入房室结,导致房室结处于不应期,不能传导按时出现的窦性 P 波。而下一个窦性 P 波可以正常传导。∎

77岁老年女性患者,因间歇性头晕和颈部搏动来诊。既往有扩张型心肌病,心力衰竭和慢性肾病病史,LVEF 35%。最近,因为心力衰竭症状显著(NYHA心功能Ⅲ级),开始洋地黄类药物治疗。下面是患者有症状时记录的心电图。

是何种心脏节律紊乱?
是什么特别原因引起颈部搏动感?
在体格检查时会有什么发现?

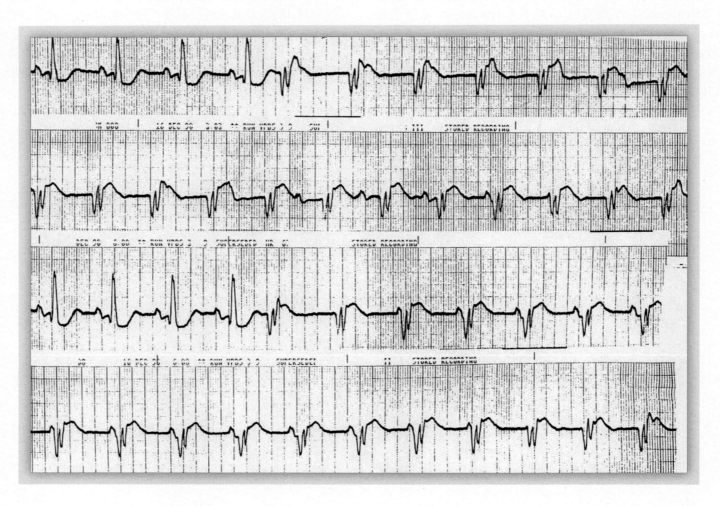

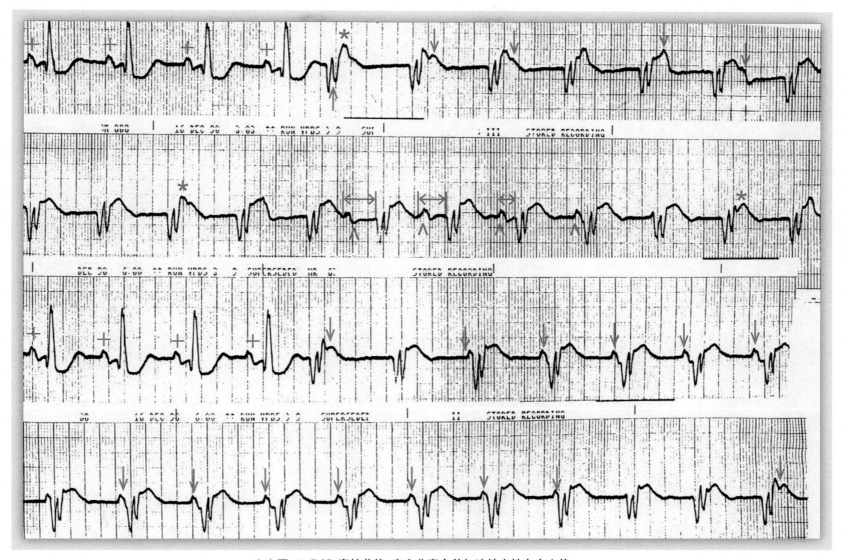

心电图 93 分析:窦性节律,房室分离合并加速性室性自主心律。

这是一系列心电图,前两条是连续的,第二幅心电图也是一样。在第一条心电图上有四个规则的 QRS 波群,时限轻度延长(0.12s),每个 QRS 波群前均有 P 波(+),PR 间期固定(0.20s),所以,这是频率为 60 次 / 分的窦性节律。但是,第五个 QRS 波群(↑)提前出现,形态不同,前面无 P 波。通过测量 PP 间期可以看出,在第五个 QRS 波群终末可见按时出现的 P 波(*),以 R′ 的形态出现。接下来的 QRS 波群同第五个波群形态相同,规律出现,节律 70 次 / 分。尽管 P 波不明显,但是从不规则的 T 波和 ST 段上,可见埋藏的或重叠的 P 波(↓)。第二条心电图上可见规律出现的 P 波(∧),频率 60 次 / 分,和初始的窦性节律相等。PR 间期不同(↔),而且有时 P 波叠加或隐藏于 QRS 波群内,可见存在房室分离。因为心房率慢于心室率,所以合并加速性室性自主心律。

底部两条心电图同样显示四个形态相同的 QRS 波群,前面有 P 波(+),并且 PR 间期固定,后面跟随一系列不同于窦性节律的 QRS 波群和 P 波(↓),也是房室分离。心房率等于心室率(即,都是 62 次 / 分)。因此,这是室性自主心律等率性分离。也就是说,存在房室分离,但心房率和心室率相等。

考虑到患者的慢性肾脏病史,这种节律很可能是最近开始使用洋地黄类药物的毒副作用。洋地黄毒性表现为通过增强迷走神经张力,抑制正常起搏组织(窦性和房室结),同时使中枢交感神经系统输出增加。因此,当窦房结和房室结受到抑制时,心室局部心肌因为交感神经的刺激出现冲动加速,表现为加速性室性自主心律。

常规体格检查时,房室分离和加速性室性自主节律的表现如下:

1. 因为心房和心室收缩的对应关系不断变化,使心脏每搏量随之改变,所以外周脉搏强度不等。

2. 大炮 A 波,来自于常常出现的三尖瓣关闭时的心房收缩(大炮 A 波可产生颈部的搏动感)。

3. 第一心音的强度随着心室收缩时二尖瓣和三尖瓣的关闭强度不同而不同。■

63 岁男性患者,既往有糖尿病、高血压病史。因为间歇性劳力性胸骨后压迫感 6 个月,进行了运动负荷实验。最大运动量时记录心电图 94A,第 2 天记录心电图 94B。

心电图 94A

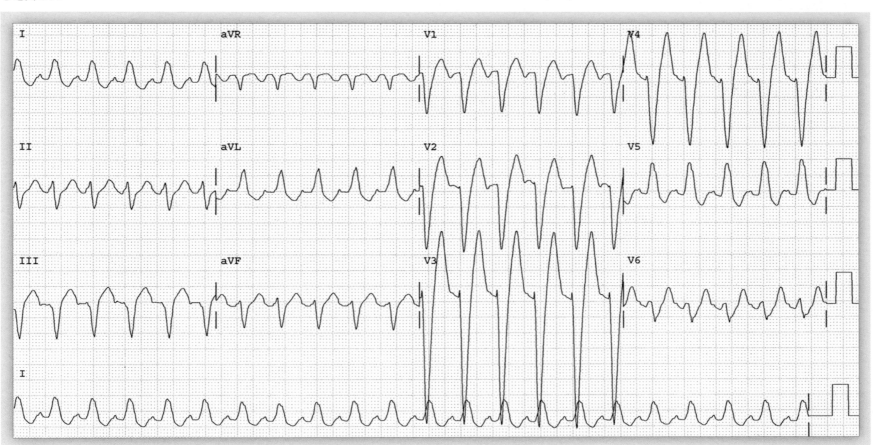

心电图潜在节律是什么?
患者有冠心病吗?

心电图 94B

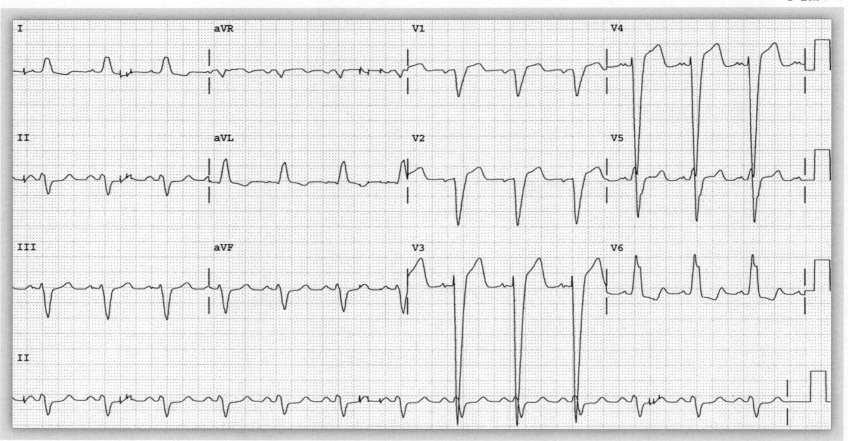

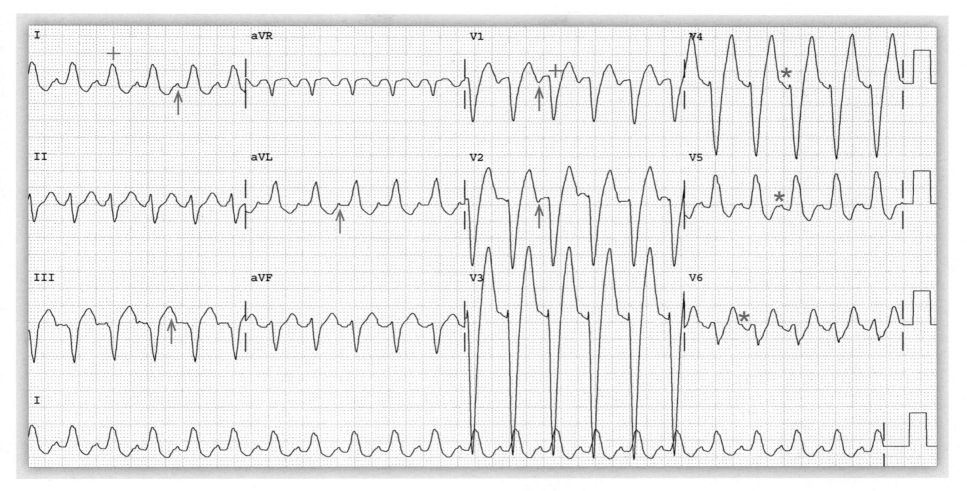

心电图 94A 分析：**窦性心动过速，左束支传导阻滞。**

心电图 94A 显示规则的节律 130 次 / 分，大部分导联 P 波不明显。但是，在 V₄ ～ V₆ 导联每一个 QRS 波群前均可见正向的 P 波（*）。PR 间期稳定为 0.14s，运用这个 PR 间期可以发现， V₁ ～ V₂ 导联 QRS 波群前可见负向反折（↑），Ⅰ、aVL 和Ⅲ导联 QRS 波群前可见正向反折（↑），均为 P 波。因此，这是窦性心动过速。

QRS 波群时限延长（0.16s），有左束支传导阻滞的图形特征 [Ⅰ、V₅ 导联 R 波宽大，V₁ 导联呈 QS 波（+）]。额面电轴左偏（Ⅰ导联 QRS 波群主波向上，Ⅱ、aVF 导联 QRS 波群主波向下）。QT/QTc 间期延长（320/470ms），但是，校正了延长的 QRS 时限后则正常（240/360ms）。

存在左束支传导阻滞时，心电图运动试验的意义难以解释，因为 ST 段的变化不能进行分析。左束支传导阻滞时，左心室激动不再通过希氏束 – 浦肯野系统，而是心肌直接激动的结果。因此，左心室心肌的异常，包括缺血，无法进行评价。如果存在左束支传导阻滞，运动时出现的任何 ST 段改变，用来诊断心肌缺血或血流受限的冠状动脉疾病都是不可靠的。对左束支传导阻滞患者心肌缺血的评估，应该通过心肌灌注显像（如 SPECT）或负荷超声心动图检查，观测是否诱发室壁运动异常来完成。其他不能用心电图负荷试验解释 ST 段变化的情况，还包括心室起搏和预激综合征。这些情况下，左心室的激动都不是通过希氏束 – 浦肯野系统，而是心室直接激动的结果。

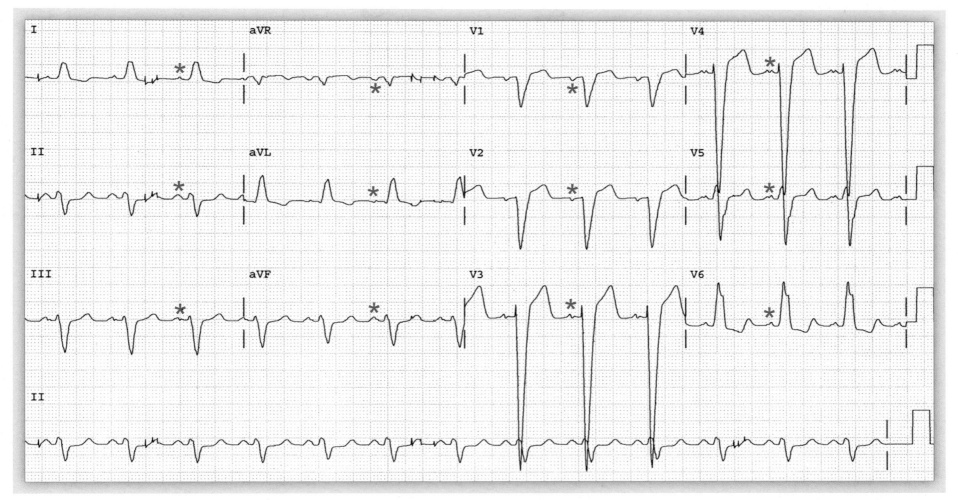

心电图 94B 分析:**正常窦性节律。**

心电图 94B 为第二天采集的心电图,该图显示为 80 次 / 分的规整心律。因为频率较慢,每一个 QRS 波群前的 P 波(∗)都很明显,PR 间期恒定(0.16s)。与这一幅心电图上的 PR 间期相比,心电图 94A 上的 P 波可进一步识别,$V_1 \sim V_2$ 导联上的负向波证实是窦性 P 波。

该图 QRS 波群时限也延长(0.16s),形态也呈左束支传导阻滞样(I、V_6 导联可见宽的 R 波,V_1 导联呈 QS 波形)。QRS 波群形态和 QT/QTc 间期都与心电图 94A 的相同。这同样证实心电图 94A 的节律为合并左束支传导阻滞的窦性心动过速。■

32 岁患抑郁症和酒精依赖的男性患者,朋友发现他在家中意识不清,身边有多个空的啤酒瓶,随即被送到急诊室。经查血清乙醇水平增高,但残留物毒性筛查正常。采集心电图如下。

节律有何异常?

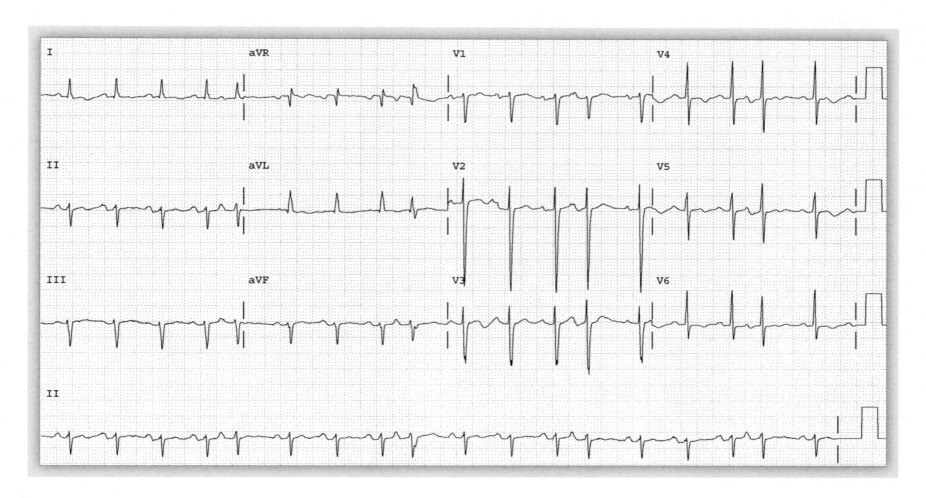

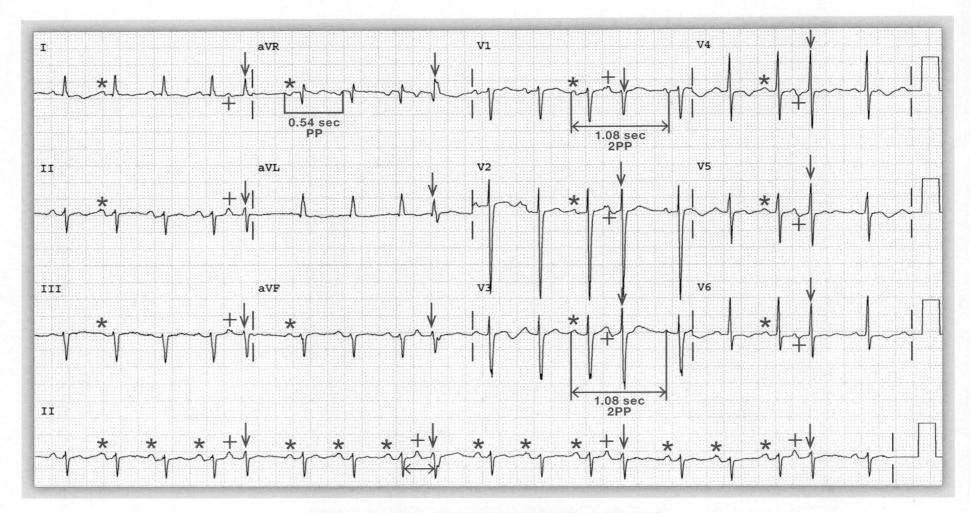

心电图 95 分析:**窦性心动过速合并房性早搏(单源性),左前分支阻滞。**

心电图显示，节律不规则，但有规律的形式（即，短的、中等的和长的 RR 间期分别都相同）。因此，这是一种规律的不规则节律。图中规则的节律（频率 102 次 / 分），每一个 QRS 前均有 P 波（*），PR 间期固定（0.18s）。Ⅰ、Ⅱ、aVF 和 V₄～V₆ 导联 P 波直立，因此是窦性心动过速。

早搏（↓）前也有 P 波（+），但形态不同于窦性 P 波。此外，PR 间期轻度延长（0.20s），这些是房性早搏。它们为单源性（所有提前出现的 P 波形态均相同）。房性早搏后有一间歇，间歇前后的 PP 间期（↔）短于 2 倍的窦性 PP 间期（⊔），因此为不完全性代偿间歇。

QRS 时限（0.08s）、形态均正常。QT/QTc 间期也正常（280/380ms），电轴极度左偏，在 -30°～-90°（Ⅰ 导联 QRS 主波向上，Ⅱ、aVF 导联 QRS 主波向下）。电轴极度左偏有两种原因：一是陈旧性下壁心肌梗死，Ⅱ、aVF 导联起始有深的 Q 波；第二种原因是左前分支阻滞，Ⅱ、aVF 导联 QRS 呈 rS 形。因此，本图应是左前分支阻滞。左束支支配左心室心肌，分为两个主要分支：左前分支和左后分支，有时还有第三分支称为中间支或间隔支。当左前分支完全阻滞时，所有的左心室激动通过左后分支传导，激动指向左上，这就是电轴极度左偏形成的机制。当激动在左后分支阻滞时，左心室的激动通过左前分支传导，激动指向右下，所以电轴右偏。

房性早搏很常见，通常为良性。但是，也可以有症状，如心悸。是由于早搏后舒张期延长，心室充盈增加，导致心搏出量增加的结果。依照 Frank-Starling 定律，如左心室舒张末期容量增加，将引起左心室收缩力增加，直接导致心搏出量增加。当触摸脉搏时，有一间歇和间歇后更强的脉搏。间歇常被称为"漏跳"，"漏跳"是因为房性早搏引起左心室充盈降低，心搏量减少所致。

房性早搏通常不需要治疗，当患者关注心悸时，常常需要安慰。当患者症状很明显时，应用 β 受体阻断剂，降低左心室心肌收缩力，可有效减轻症状，因为早搏后的心肌收缩力增加是引起心悸的原因。■

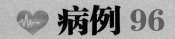

病例 96

56 岁男性患者因劳力性心绞痛入院。心肌灌注试验可诱发前壁缺血。负荷试验后记录心电图如下。

心电图显示什么异常？

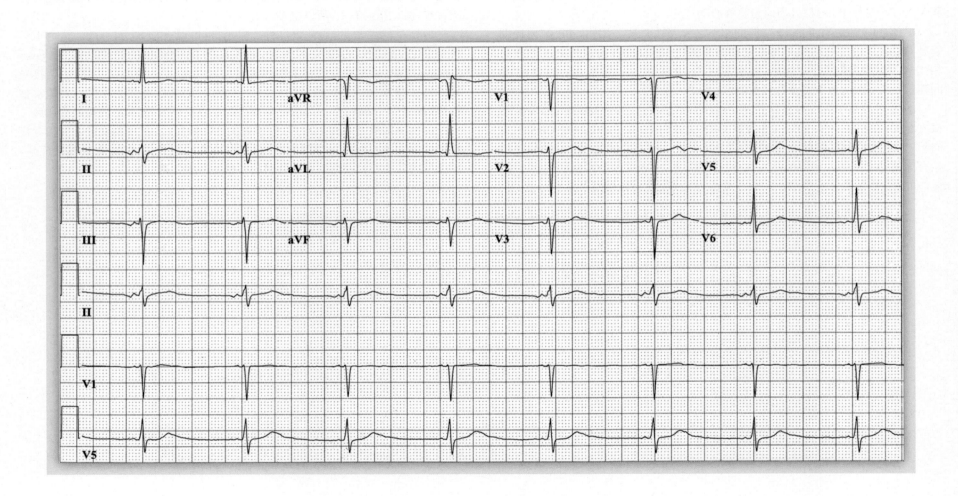

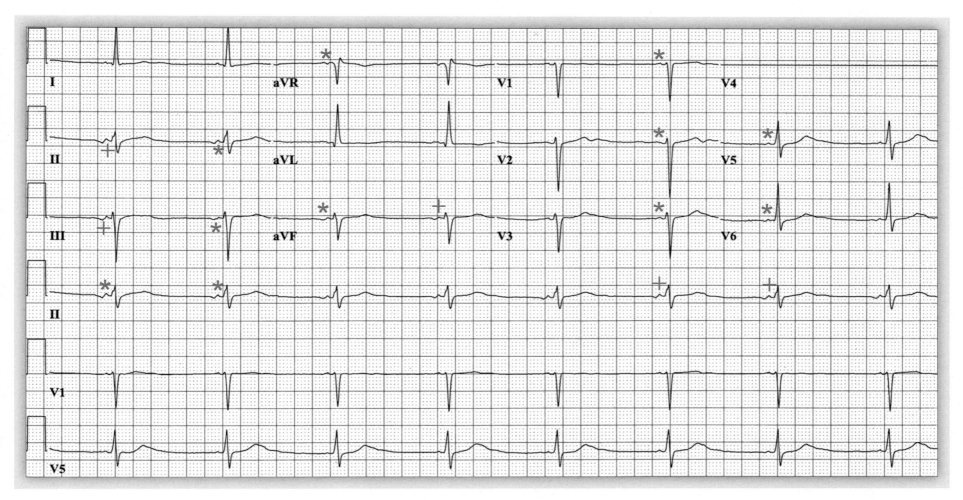

心电图 96 分析:房性异位节律,电轴左偏。

心电图显示，节律规整，心率48次/分。每一个QRS波前都有P波（*）且PR间期恒定（0.12s）。但是，Ⅱ、Ⅲ和aVF导联上P波形态异常（正负双相）。心房激动不是起源于窦房结而是起源于心房的异位起搏点。因此，这是一个房性异位起搏心律。QRS波持续时间（0.10s）及形态均正常，电轴生理性左偏，在0°～–30°（Ⅰ、Ⅱ导联QRS主波向上，aVF导联QRS主波向下）。QT/QTc间期也是正常（480/430ms）的。

房性节律可以出现在正常人中。然而，也可以见于多种心脏病或影响心脏的其他情况，比如心肌梗死、呼吸功能受损、感染、酒精过量、低钾血症、缺氧以及使用心肌兴奋药物如可卡因或拟交感神经类药物等。房性心动过速可能是由于异位起搏点兴奋性增强，产生快于窦房结的冲动后形成，或是由于窦率缓慢导致房性逸搏心律。■

48 岁男性患者,因心肌梗死入院,入院后查心电图异常,表现为 PR 间期不固定,因此医生怀疑患者可能出现了房室传导阻滞。

医生的怀疑对吗?
应如何解释心电图中出现的 PR 间期变化?

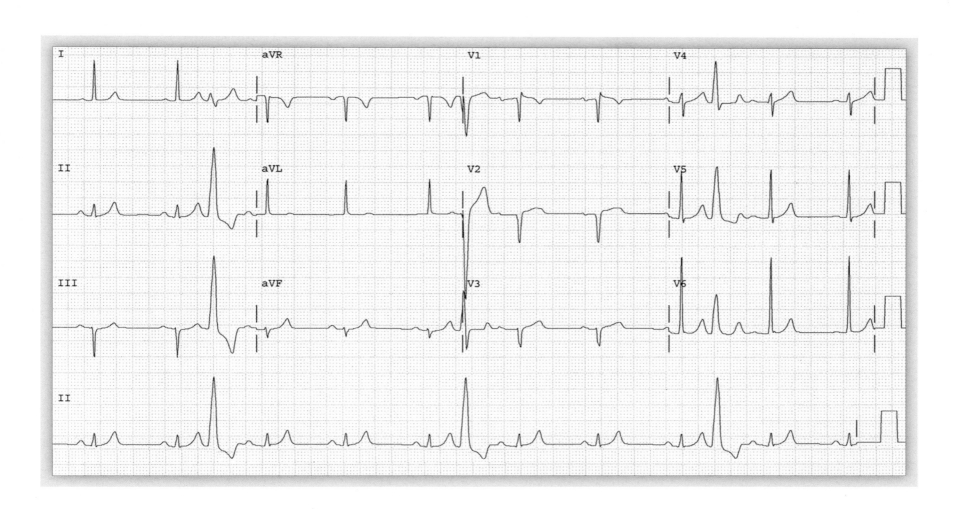

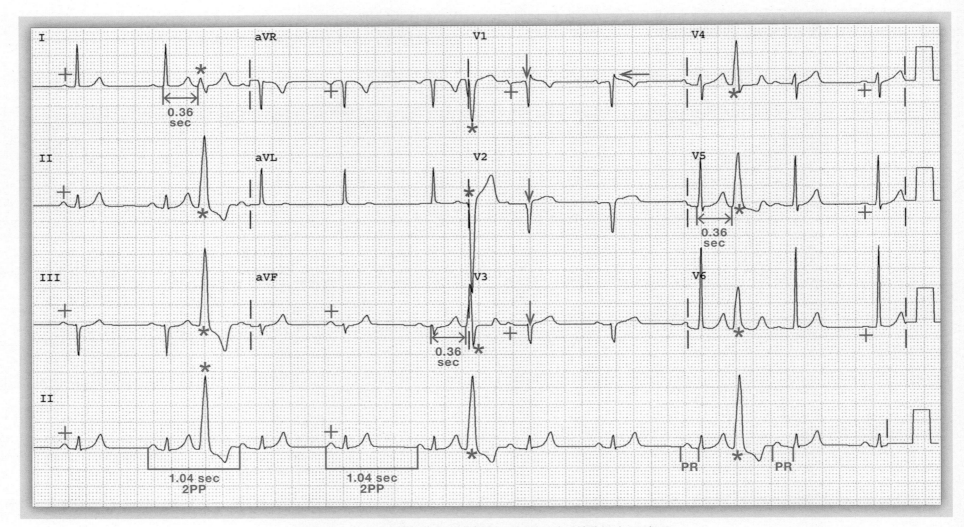

心电图 97 分析:**正常窦性节律,单源性插入性室早,陈旧性前间壁心肌梗死。**

心电图显示为规律的不规则节律,有三个提前出现且宽大 QRS 波(*),前面没有 P 波。这些提前出现的 QRS 波群(第 1、7、11 个波)时限为 0.18s,形态相同,联律间期(每个提前出现的 QRS 波与前一个窦性 QRS 波之间间隔)固定。因此这些 QRS 波为单源性室性早搏。

所有的窄 QRS 波群(0.08s)有一个固定的节律,为 62 次 / 分。QT / QTc 间期正常(400 / 410ms),电轴生理性左偏,在 0°～ -30° (I 和 II 导联 QRS 主波向上,aVF 导联 QRS 主波向下)。V₁ 导联有一个小 R′ 波(↔),是由于右心室传导延迟导致。此外,在 V₁～ V₃ 导联 R 波前没有间隔方向的除极波 R 波(↓),这是陈旧性前间壁心肌梗死的心电图特征。每个窄 QRS 波前有一个 P 波(+),且在 I、II、aVF 和 V₄～ V₆ 直立,PR 间期恒定(0.20s)。因此,这是一个正常的窦性节律。

值得注意的是,室性早搏前后 PP 间期(⌣)与窦性节律下基础 PP 间期相同。因此,这些早搏被称为插入性室早(因为早搏不影响按时发放的窦性激动在房室结的传导,所以就不会改变窦性激动的频率,同时也不会有代偿间歇)。然而,即使 P 波按时出现,紧跟室早后的第一个 PR 间期(0.24s)比基础的 PR 间期(0.20s)要长。这是室早在房室结逆行性隐匿传导的结果,常见于插入性室早时。适时出现的早搏可以在房室结产生逆行隐匿性传导,但不能完全穿过房室结,而是被房室结阻滞,使房室结产生部分去极化。在这种情况下,由于早搏引起房室结逆行性传导,使房室结部分组织处于不应期,所以按时出现的窦性激动虽然可前传通过房室结,但传导速度会减慢。∎

48 岁男性患者,因突发剧烈胸骨后疼痛来就诊,心电图显示下壁导联 ST 段抬高。医生给予瑞替普酶(溶栓药)急诊溶栓后,症状改善。1 小时后,记录

心电图 98A

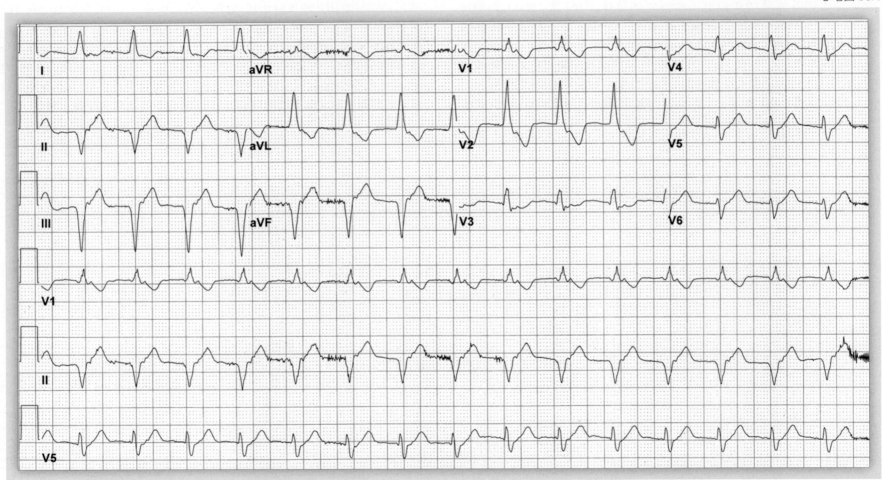

心电图 98A 和 98B，第二天复查心电图如 98C。

心电图有何异常？
该患者需要做急诊介入治疗吗？

心电图 98B

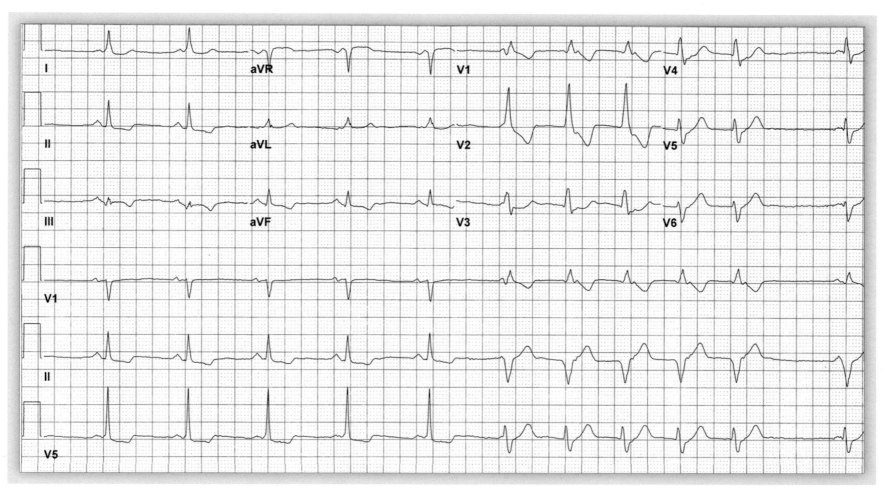

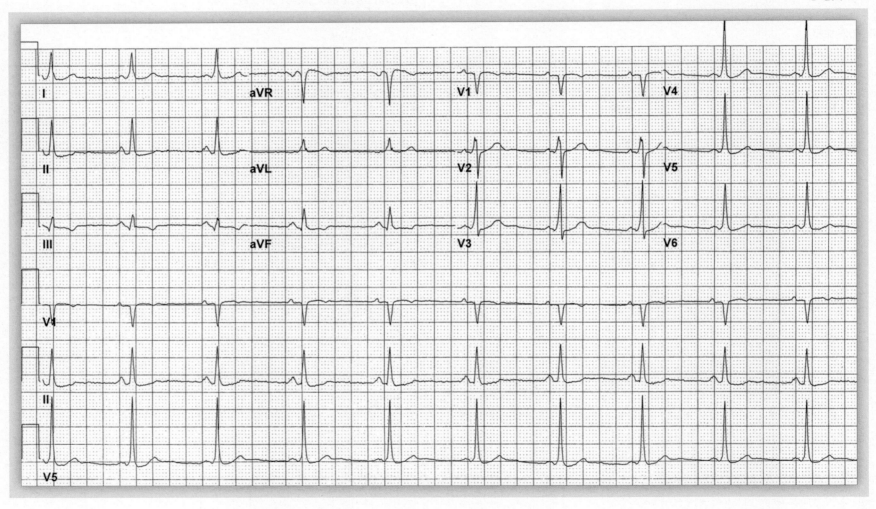

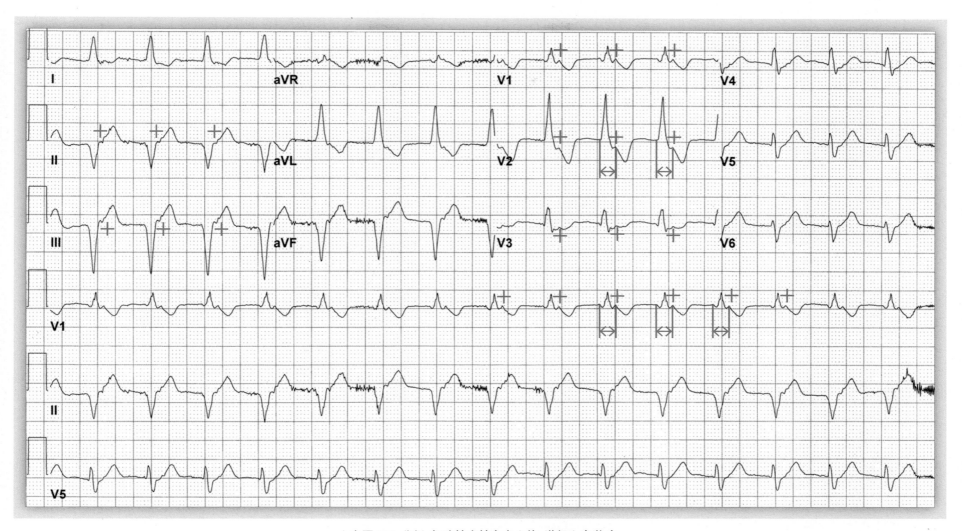

心电图 98A 分析:加速性室性自主心律,逆行心房激动。

心电图 98A 显示心率 94 次 / 分，节律规整，QRS 波增宽（0.14s），既不是典型的左束支传导阻滞图形，也不是典型的右束支传导阻滞图形。每一个 QRS 波群前都没有 P 波，但在每个 QRS 波群之后可看到 P 波（+），并伴随固定的 RP 间期（0.16s）（↔）。在 Ⅱ、Ⅲ、aVF、V₁ 导联 ST 段初始处，P 波以明显切迹的形式出现。可见这些宽大的 QRS 波群起源于心室，因此，这是一个加速性室性自主心律或频率较慢的室速伴心房逆行激动。

室性心动过速常常伴有房室分离和心房率慢于心室率。这是由于较快的室性激动逆行传导，使房室结去极化，导致前向传导通过房室结时被完全阻滞，因此窦性激动不能传导通过房室结。当室性心动过速频率较慢时，室性冲动可能通过逆行传导通过房室结并激活心房，导致 QRS 波群之后出现逆行 P 波。在这种情况下，逆行性心房激动将抑制窦房结的活动。

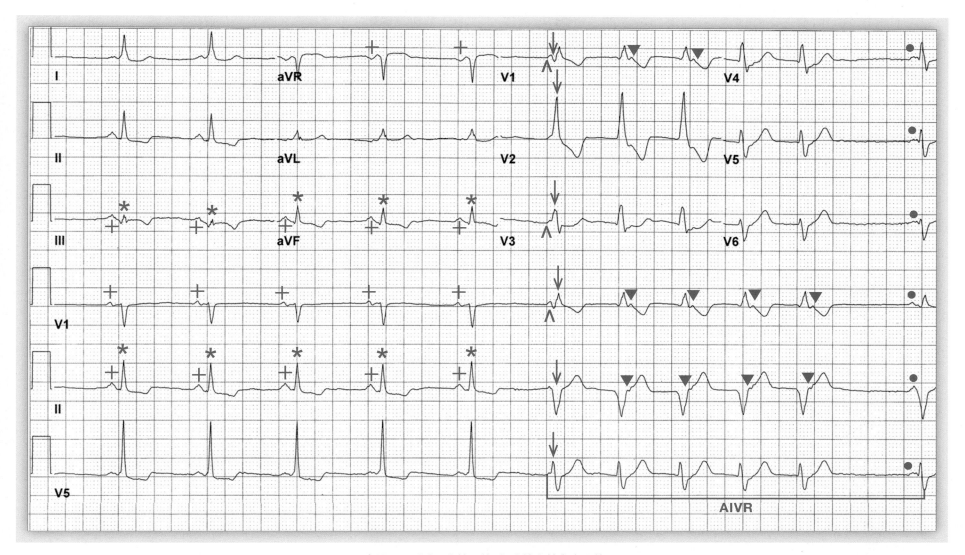

心电图 98B 分析：窦性心律，加速性室性自主心律。

在心电图98B中,前五个QRS波(*)时限(0.08s)、形态正常,电轴在0°～+90°(Ⅰ、aVF导联QRS主波向上),每一个QRS波前都可见P波(+),且在Ⅰ、Ⅱ、aVF和V₅导联为直立,PR间期(0.16s)恒定。这些波的频率为62次/分。QT/QTc间期正常(400/410ms)。

第六个QRS波提前出现(↓)且宽大(0.16s),具有与前五个QRS波不同的形态。这个QRS波群与心电图98A中的QRS波群类似。虽然前面有一个正常按时出现的窦性P波(∧),但PR间期(0.08s)比基本PR间期短,因此P波不传导。接下来的QRS波群与第六个QRS波群形态、时限相同,而且后面可见P波(▼)(在Ⅱ、V₁导联看得最清楚,表现为ST段起始部的切迹)。Ⅱ导联上的切迹呈负向,代表逆行P波,而不是前传的P波。这些QRS波群与心电图98A中的QRS波群也相似,因此它们是频率为90次/分的室性心律,是加速性室性自主心律或较慢的室性心动过速。最后一个QRS波也是室性的,虽然在这个波之前有一个P波(●),但是PR间期(0.10s)较基础PR间期短,因此这是一个未下传的P波。

加速性室性自主心律常发生于急性心肌梗死心肌再灌注后。据报道,溶栓后出现加速性室性自主心律被认为是心肌成功再灌注的标志。这种心律失常为一过性,不需要治疗,所以本例患者无急诊介入治疗的指征。

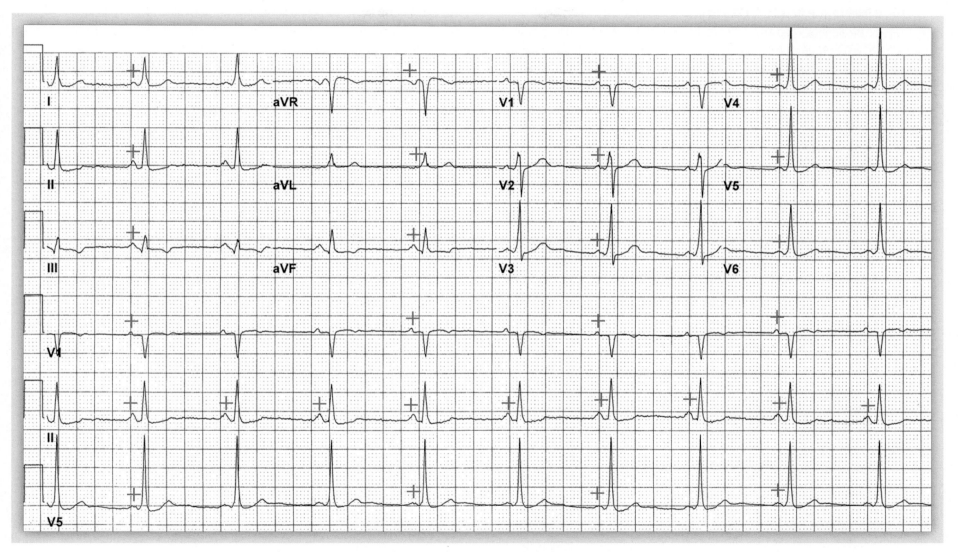

心电图 98C 分析:正常窦性心律,非特异性 ST 段改变。

心电图 98C 显示 P 波在每个 QRS 波群前出现,在 Ⅰ、Ⅱ、aVF 和 V₄ ~ V₆ 导联为正向,PR 间期恒定(0.16s),和心电图 98B 中基础的 PR 间期一致,心率是 60 次 / 分,因此,这是一个正常的窦性心律。QRS 波时限、电轴、形态均正常,QT 和 QTc 间期也正常(420 / 420ms)。Ⅲ 和 aVF 导联 ST 段有一轻微的变化,这与发生了下壁心肌梗死是一致的,但没有出现典型的心肌梗死的图形变化(Q 波和 T 波倒置),这表明,溶栓治疗是成功的,没有发生明显的心肌损坏。■

48 岁男性患者，到院进行定期血液透析，心电图表现如下。　　　　　**心电图有何异常？**

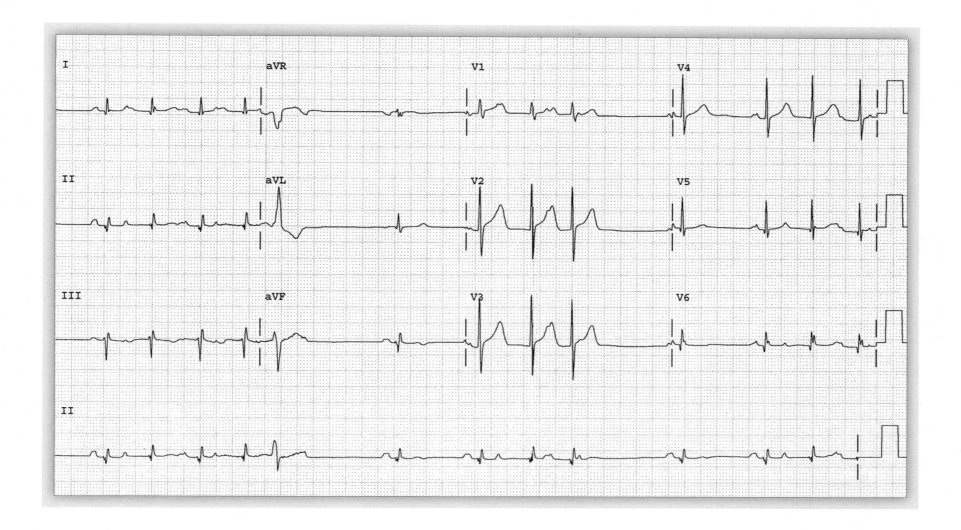

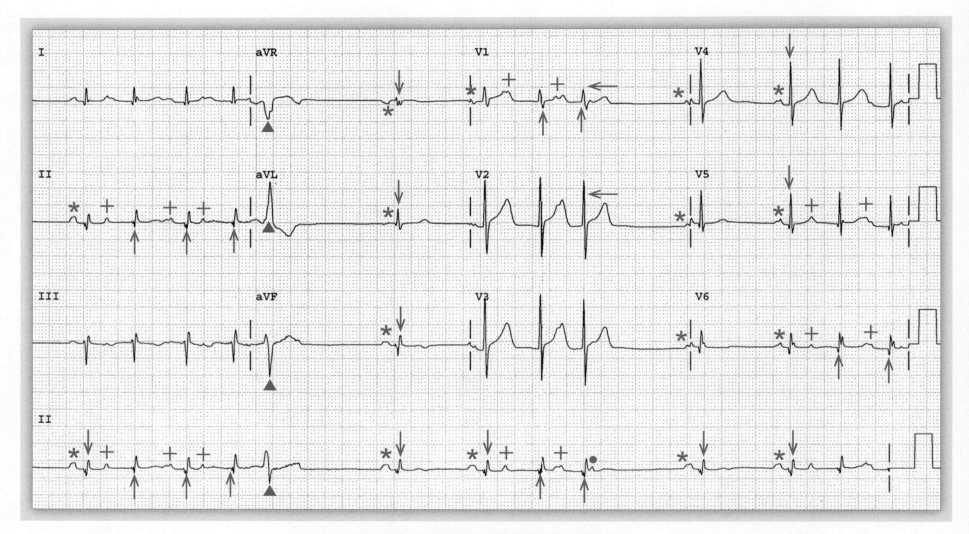

心电图 99 分析：**多源性房性早搏，逆钟向转位（早转变）。**

　　患者平均心率为 64 次 / 分，Ⅱ 导联上 P 波最明显。在第 1、6、7、10、11 个 QRS 波群（↓）前 P 波（*）形态相同，PR 间期相同（0.18s）。这些是窦性 P 波，代表基础 P 波和 PR 间期，基础窦性心率是 60 次 / 分。第一个 QRS 波后是三个具有相同宽度和形态的提早出现的 QRS 波（↑），每个 QRS 波群都跟随于一个提早出现的 P 波（+），但三个 P 波形态各不相同。因此，这是多源性房性早搏或称为多起源的房早三联律（即三个连续的房性早搏）。第五个联合波是室性融合波（▲），在此之后有两个窦性激动（*）。再之后，又是两个连续的房性早搏波（↑），前面仍是形态不同的 P（+）波（房早二联律）。在第二房早波后可见一个未下传的 P 波（●）。

　　基础的 QRS 波时限（0.08s）、形态正常，但 V_1 导联 R 波明显，V_2 导联 R 波高大（←）。这是从膈肌向上看，心脏在水平面发生逆钟向转位的结果。当心脏逆钟向转位时，左心室活动向量提前出现，故 QRS 波发生早转变。

　　该图还表现肢体导联低电压（每一个肢体导联 QRS 波振幅 <5mm）。电轴正常，在 0°～＋90°（Ⅰ 和 aVF 导联 QRS 波主波向上）。QT/ QTc 间期正常（360/360ms）。

　　房性早搏临床上常见，尤其是肾功能不全进行透析的患者，发生电解质紊乱和酸碱平衡失调时更多见。单源性房早更常见，多源性房早多见于发生电解质紊乱或心房肌显著异常时。■

91 岁老年女性患者,主因呼吸困难、端坐呼吸、头晕和下肢水肿加重来急诊就诊。体检发现颈静脉怒张、间歇性颈静脉巨大搏动波(大炮波)。脉搏规则但心动过速,血压为 100/70mmHg,略有波动。心尖最强搏动点向左侧移位。

听诊,S_1 强弱不等,S_2、S_3 正常。两肺野满布啰音,双下肢可见凹陷性水肿。记录心电图如 100A,心电图 100B 为基础心电图,用以对比。

心电图 100A

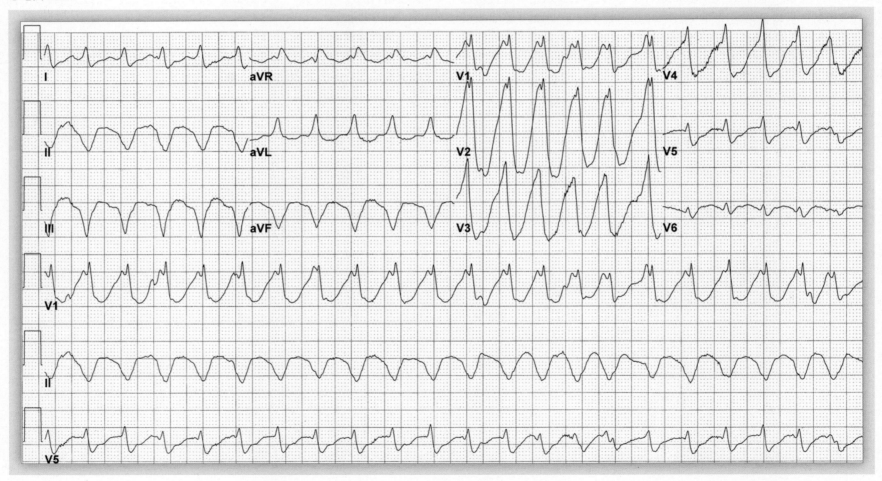

患者发生了哪种心律失常?
根据患者的基础心电图(100B),推测心律失常的病因是什么?

心电图 100B

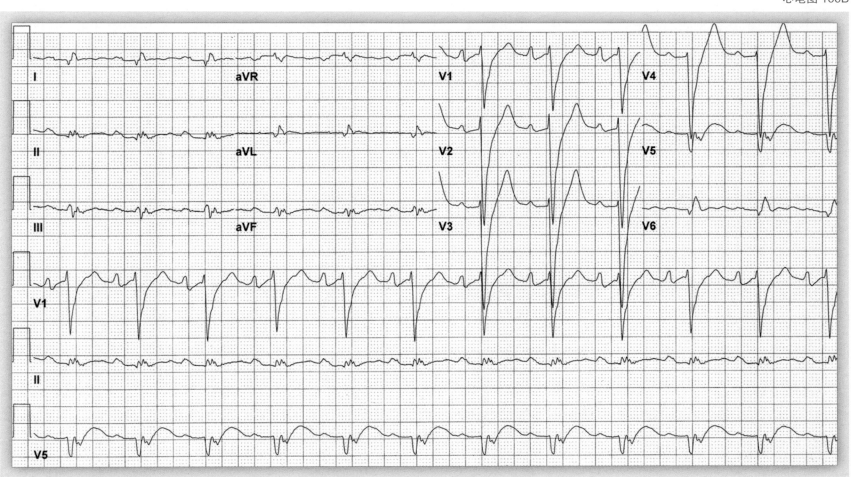

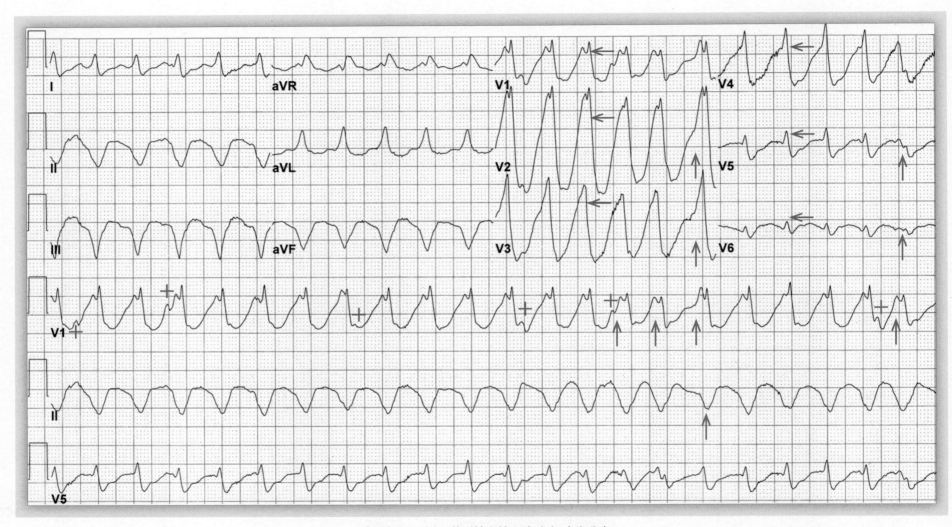

心电图 100A 分析：单型性室性心动过速，房室分离。

心电图 100A 显示,心率 130 次/分,节律规整。QRS 间期延长(0.22s),心电轴极度左偏,在 -30°～ -90°(I 导联 QRS 主波向上,II、aVF 导联 QRS 主波向下)。虽然未发现明显的心房活动,但在第 1 个与第 2 个 QRS 波之间、第 4 个 QRS 波前、第 12 个与第 13 个 QRS 波之间、第 14 个与第 15 个 QRS 波之间和最后两个 QRS 波之间都可以见到变化的波形(+),这在 V$_1$ 导联看得最清楚。这些是隐藏的 P 波,与 QRS 波是分离的。此外 QRS 波的形态也有细微的变化(↑),既不是典型的右束支阻滞也不是典型的左束支阻滞的图形。胸前导联 QRS 主波同为正向性,V$_1$ ～ V$_5$ 导联甚至 V$_6$ 导联均出现高大 R 波。这些特点(房室分离、QRS 及 ST-T 形态的改变、QRS 间期 >160ms、胸前导联 QRS 波正向同向性)均支持持续性室性心动过速的诊断。此时心室电活动不是经正常的希氏束-浦肯野系统传导形成,而是由于心室肌直接激动所致,由此引发 QRS 及 ST-T 形态的改变,也会导致心肌激动顺序和方向的改变。相比之下,窦性、房性或交界性心律时,激动均经相同路径激动心室(即房室结、希氏束-浦肯野系统),因此 QRS 波和 ST-T 波形态均相同。QRS 波的正向同向性仅见于有心室肌直接激动时,如室性早搏波、预激 QRS 波(W-P-W)或心室起搏波。由于该患者的所有 QRS 波形态均相同或相似,因此诊断为单形性室性心动过速。图中 QRS 间期为 0.22s,比常见的室性心动过速更宽,提示可能存在严重的心肌病(弥漫的纤维化)或高钾血症。

患者体检结果也支持室性心动过速诊断。间歇出现的颈静脉巨大搏动波即大炮 A 波,是由房室分离时,间歇出现三尖瓣关闭时右房收缩所致。房室分离也会引起心室收缩时三尖瓣和二尖瓣瓣叶活动幅度有很大变化,引起 S$_1$ 强弱不等。此外,血压波动也能反映房室分离的存在,这是因为心房和心室收缩偶联状态变化不定,导致左室充盈和每搏心输出量出现波动,因此血压出现波动。可以明确,该患者存在明显的心力衰竭,但不确定是室性心动过速引发心力衰竭,还是心力衰竭诱发室性心动过速。

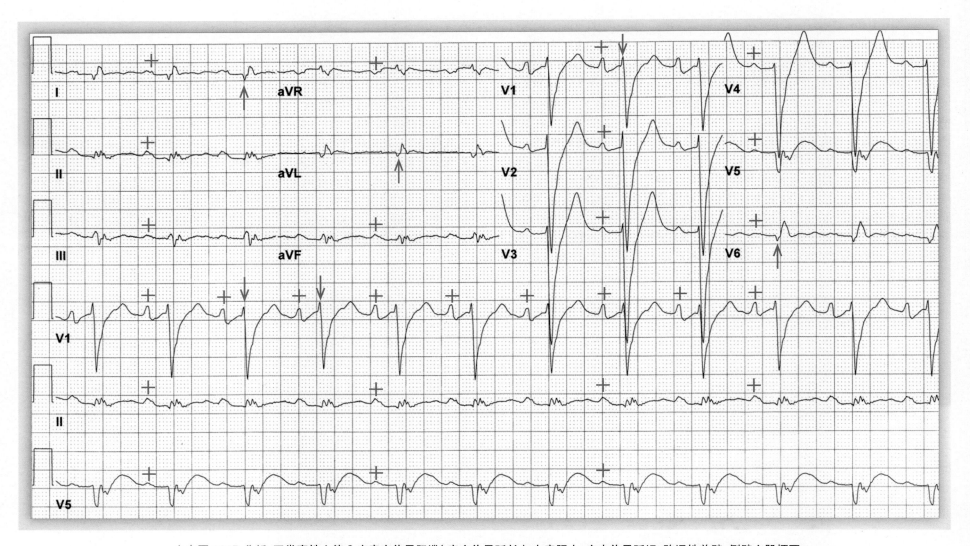

心电图 100B 分析：**正常窦性心律Ⅰ度房室传导阻滞（房室传导延长），右房肥大，室内传导延迟，陈旧性前壁、侧壁心肌梗死。**

心电图 100B 显示心律规整,频率为 70 次 / 分。每个 QRS 波群之前均有 P 波(+),PR 间期固定为 0.28s。Ⅰ、Ⅱ、aVF 和 $V_4 \sim V_6$ 导联的 P 波均为正向,表明为窦性心律合并Ⅰ度房室传导阻滞或房室传导延迟。QRS 间期延长(0.18s),形态类似于左束支传导阻滞图形(LBBB),即 V_1 导联出现深 S 波,Ⅰ、$V_5 \sim V_6$ 导联 R 波增宽(↑)。然而,图中可见到间隔的电向量,即 V_1 导联有明显的 R 波(↓),Ⅰ、aVL 和 V_6 导联出现 Q 波(↑)。重要的是,LBBB 不会出现这种间隔电势,因为激动室间隔的间隔支或中间支属于左束支的分支。室间隔部作为心室最早的激动部位,呈左向右方向除极,会使 V_1 导联会出现间隔性 R 波,Ⅰ、aVL 和 V_6 导联出现间隔性 Q 波。因此,这属于非特异性室内传导延迟(IVCD)。重要的是 IVCD 是心电激动经过正常希氏束 - 浦肯野系统时传导减慢所致,因此可诊断为左室内传导异常。而 LBBB 的心电激动不经过正常希氏束 - 浦肯野系统传导,而是直接激动心室肌,因此该患者的左室传导异常不能用 LBBB 来解释。图中 QT/QTc 间期延长(500/540ms),但用延长的 QRS 间期校正后转为正常(400/430ms)。

QRS 波因 IVCD 增宽的机制是,扩张型心肌病时,心肌严重纤维化,导致心电激动传导速度明显减慢。该患者Ⅰ、aVL 和 V_6 导联出现明显宽大的 Q 波,是冠心病,陈旧性侧壁及前侧壁心肌梗死的表现,所以应诊断为缺血性心肌病。虽然这些 Q 波宽大且不属于间隔性,但有着与间隔性 Q 波相同的电活动意义,它代表心肌梗死时左向右的电活动方向。LBBB 不会出现左向右的电势,因为左束支阻滞,所有电势均为右向左。重要的是,慢性心肌梗死出现的 Q 波通常不会同时合并 LBBB。窦性心律时的 QRS 波,与图 100A 中室性心动过速时 QRS 波明显不同。室性心动过速时出现 QRS 波明显增宽,可能是心肌病心肌纤维化导致室内传导明显减慢所致。

V_1 导联的 P 波高尖,表明右房肥大。■

14 岁女性患者,已知有未修补的室间隔缺损,飞往美国进行医疗评估和治疗。机组成员发现女孩情况不好,遂飞机着陆后直接将其送往急诊。

患者在结束横渡大西洋飞行之前数小时突发呼吸困难和心悸。就诊时明显发绀,空气环境下呼吸,氧饱和度为 89%,脉搏 140 次 / 分,血压 85/40mmHg。颈静脉压为 14cmH$_2$O,压力波形出现巨大、快速的 A 波,钝圆的 X 倾斜和巨大 CV

心电图 101A

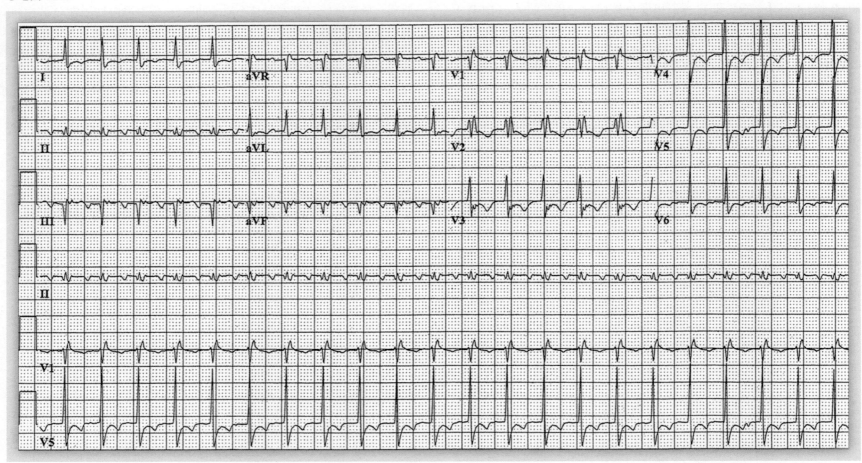

波。心脏检查发现右侧胸骨旁可见抬举样搏动，胸骨边缘较低位置可闻及粗糙的全收缩期杂音。双肺呼吸音清，可触及增大、质软、搏动的肝脏，双下肢水肿略不对称。

记录两份心电图。第一份（心电图 101A）是患者基础状态的心电图，第二份（心电图 101B）是颈动脉窦按摩时记录的心电图。

心电图显示为何种节律?

心电图 101B

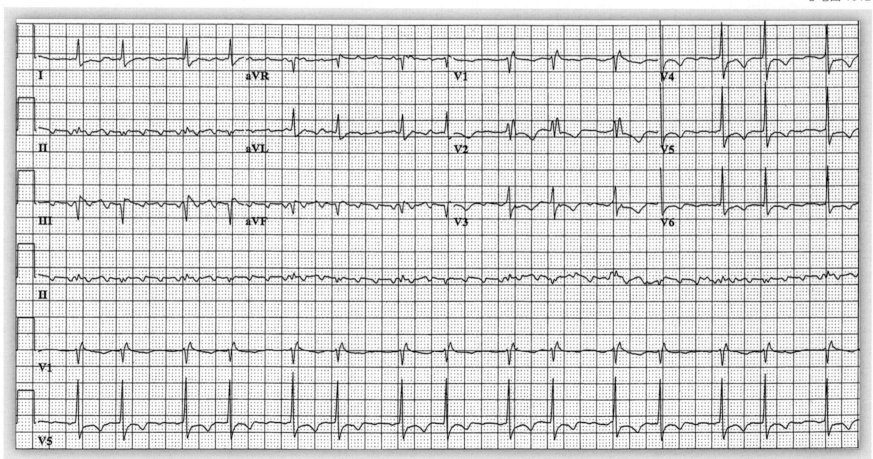

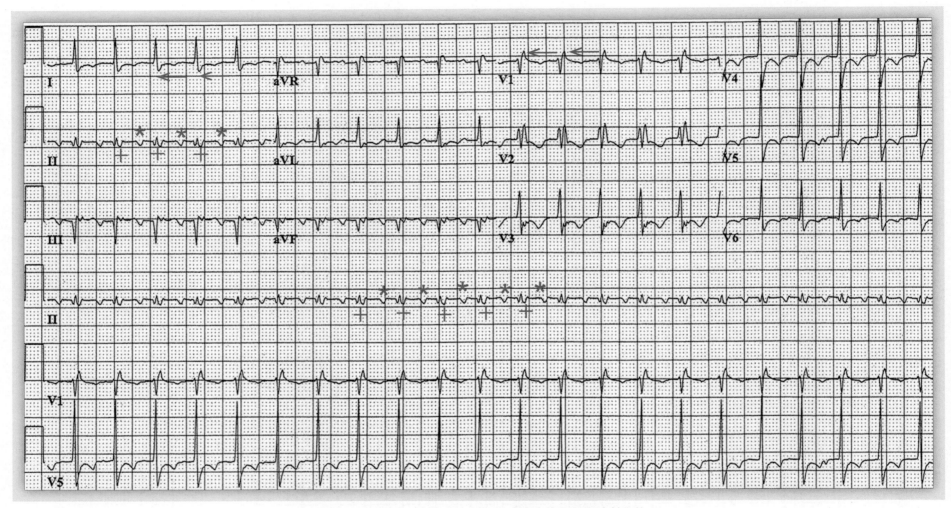

心电图 101A 分析：**心房扑动 2:1 传导，右束支传导阻滞、电轴左偏。**

上图显示心室律规整,频率为 140 次 / 分。QRS 间期延长（0.12s），V₁ 导联呈 RSR′（←），Ⅰ、V₄ ～ V₆ 导联有 S 波（←），因此诊断为右束支传导阻滞（RBBB）。电轴生理性左偏，在 0°～ –30°（Ⅰ、Ⅱ 导联 QRS 主波向上，aVF 导联的 QRS 主波向下）。QT/QTc 间期延长（320/490ms），用延长的 QRS 间期校正后转位正常（280/430ms）。

Ⅱ、aVF 导联可见负向心房波（*），QRS 波终末部可见另一个心房波（+），尤其在 Ⅱ 导联看得最清楚。虽然,其看似为一个 S 波,但与 QRS 波之前的心房波形态相同,而且两个心房波之间的间隔相同并且固定为 280 次 / 分。该图心房率规整,为 280 次 / 分,遂诊断为心房扑动,并伴有 2:1 传导。

心房扑动很难诊断,因为 2:1 传导的心房扑动,其中一个扑动波可能隐藏于 QRS 波内、QRS 波终末部（类似一个 S 波、甚至表现为 ST 段压低）或在 QRS 波起始段（类似一个 Q 波）。

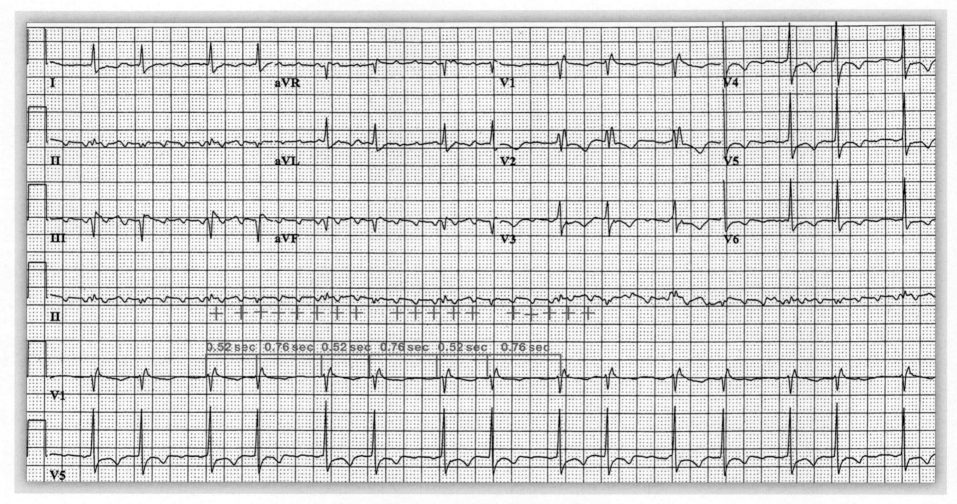

心电图 101B 分析：心房扑动伴不同比例传导（2∶1 和 4∶1）。

心电图 101B 中的 QRS 形态、时限及电轴均与心电图 101A 中相同。心律虽然不规则,但所有的长、短 RR 间期都各自相同。因此,该心律属于规则的不规律。因为房室结阻滞程度增重,心房波显得更加突出(+)。心房率为规则的 280 次 / 分(与图 101A 中的心房率相同),并且 II、avF 导联的心房波为负向。因此,该图为心房扑动伴不同比例传导(2:1 与 4:1 交替出现)。房室传导比例的变化是因为颈动脉窦受压后,引起房室结迷走神经冲动输入增多,减慢了激动在房室结内传导的结果。

房性心律失常多见于先天性心脏病患者,尤其是伴有左向右分流者。因为左向右分流会造成右房和右室肥大。心房扑动急性发作时,如合并快速房性和室性节律,会使患者出现明显的血流动力学变化,可能导致患者临床情况突然恶化。■

病例 102

医学生对一份心电图不理解,不知道患者的心率为什么会突然减慢。

如何解释医学生所说的 RR 间期变化?

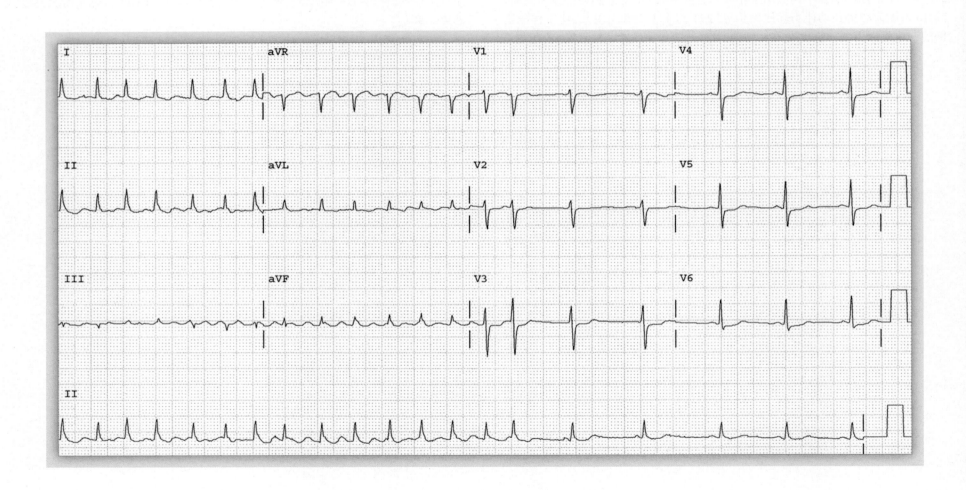

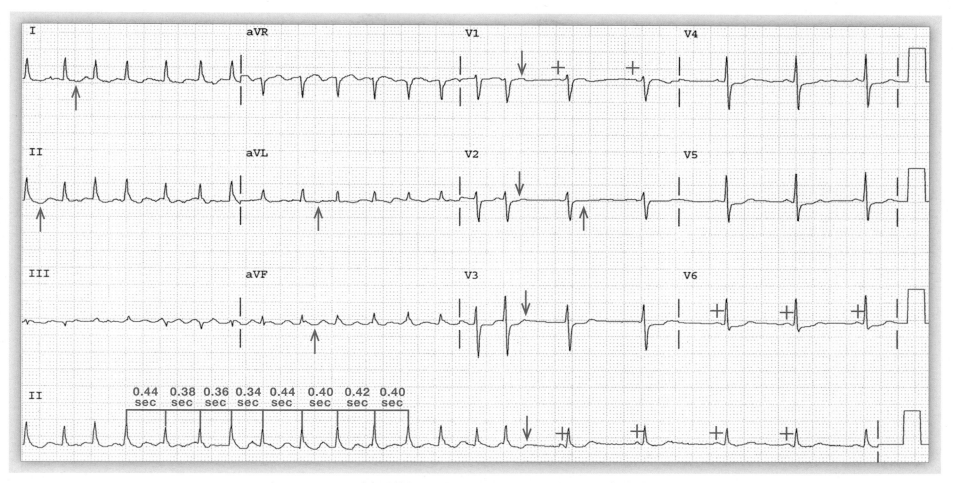

心电图 102 分析：**心房颤动转复为正常的窦性心律，肢体低电压，非特异性 ST 段异常。**

心电图前面一部分显示,心律极不规则,频率为 156 次 / 分。不规则室上性心律有三种:①窦性心律不齐,只有一种形态的 P 波,及固定的 PR 间期;②心室率小于 100 次 / 分的多源性房性节律(游走性心房起搏),或者心室率高于 100 次 / 分的多源性房性心动过速。这种心律失常会出现三种或更多种形态 P 波,但没有一种 P 波占主导优势;③心房颤动,无有序的心房活动,但可见明显的颤动波(f 波)。该患者心电图中未见明显心房激动波,因此考虑为合并快速心室率的心房颤动。然而,快速不规则的心律突然终止(↓),转变为较慢的规则心律(心率为 76 次 / 分),转变后每个 QRS 波之前都有 P 波(+),且 PR 间期固定(0.16s),因此,属于正常窦性心律。前面心房颤动时的 QRS 波形、时限(0.08s)、电轴与后面窦性心律时相同且均为正常,电轴在 0°～90°(Ⅰ、aVF 导联 QRS 主波向上)。心电图还显示 QT/QTc 间期正常(380/430 ms),肢体导联低电压(所有肢体导联的 QRS 波幅 < 5mm)。此外还能见到广泛导联非特异性 ST-T 异常(↑)。

房颤能够自行转复为窦性心律,表明其为阵发性或间歇性房颤。这常见于新发房颤患者。此类患者常因房颤持续短暂而未能意识到房颤发作。阵发性房颤不需治疗,除非患者发作时出现症状。此时,应用 β 受体阻滞剂或钙离子拮抗剂控制快速的心室率可能有利。不一定非用抗心律失常药物抑制心律失常发作,除非发作很频繁、持续时间很长且有症状。此时,采用"随身携带药物"或"鸡尾酒药物治疗可能有用。即在房颤发作时服用大剂量的 IA 或 IC 抗心律失常药物。使用上述药物之前应评估其有效性及安全性。通常,选用药物日剂量的一半作为单次剂量,这将确保 2～3 小时内达到治疗所需的血药浓度,使心律失常终止。如果上述方法成功,应避免对偶尔发作的心律失常长期服用药物预防发作。

对无症状的房颤患者,由于不能识别心律失常的发生,不推荐随身携带药物,这类患者可能不需治疗。

这类患者需要考虑的一个重要问题是抗凝治疗。虽然没有专门关于阵发性房颤患者抗凝治疗的试验,但可以相信这类患者与慢性房颤患者具有相同的栓塞风险,因此应根据 CHADS2 评分考虑是否行抗凝治疗。虽然缺乏循证方面的资料,但进行抗凝时应参考房颤的发作频率和持续时间。重要的是,需要与患者本人讨论之后,由其做出与抗凝相关的任何决定。■

75 岁老年女性患者,主因胸部不适两个小时而来诊。患者自述晚餐后看电视时突发胸正中压迫感。因类似于"烧心"的感觉,口服非处方抗酸药,但未能缓解。上述不适令她不安,遂来就诊。

患者否认冠心病病史,既往未发作过类似症状。有糖尿病和血脂异常病史,目前服用罗格列

心电图 103A

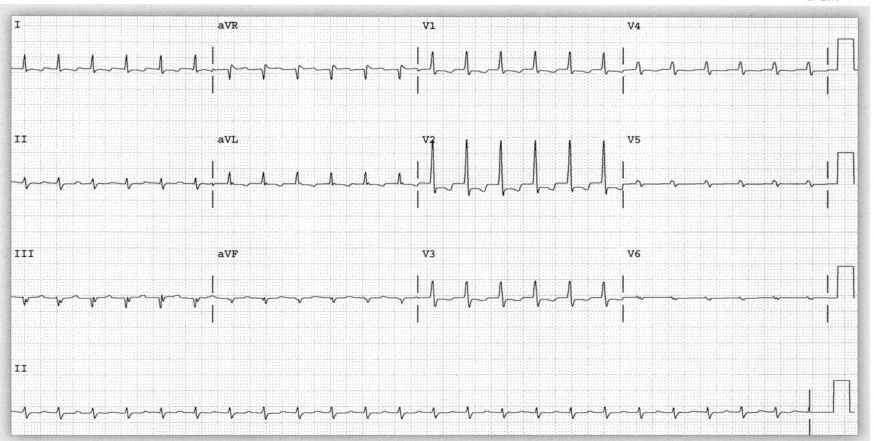

酮和辛伐他汀治疗。因慢性关节炎，每日服用非甾体抗炎药。

　　患者心率为 140 次 / 分，快速体检未发现阳性体征。接诊后如心电图 103A，医生完成诊断流程，记录了第二份心电图（103B）。

心电图 103A 有何明显异常？
该做何诊断？
医生应进行哪些操作？
根据心电图 103B，应做何诊断？

心电图 103B

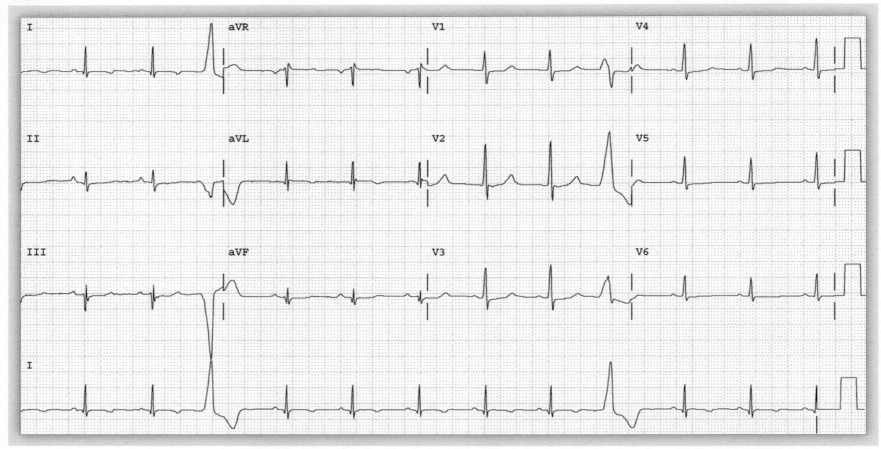

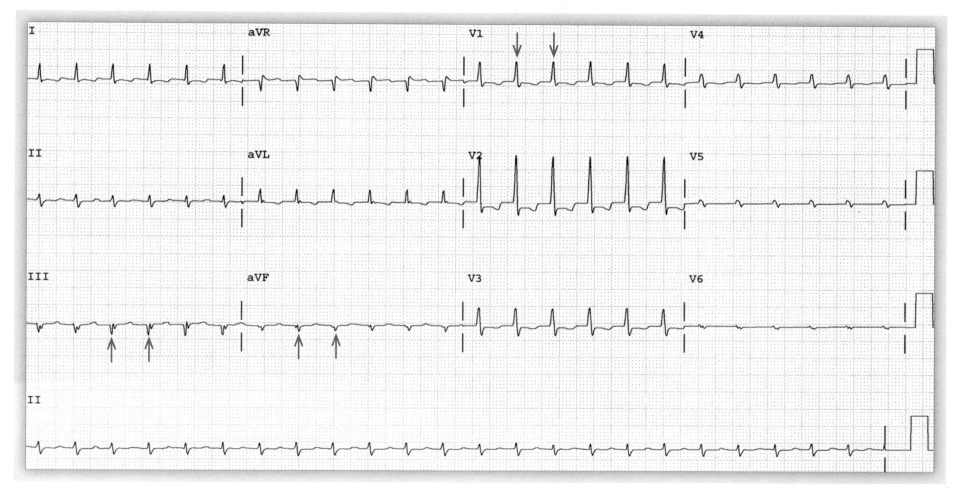

心电图 103A 分析：窄 QRS 波群，房室结内折返性心动过速（ AVNRT ），电轴左偏，下后壁心肌梗死，提示心肌缺血的 ST-T 异常。

心电图 103A 显示心律规整，心率为 140 次/分。QRS 间期正常（0.08s），QT/QTc 间期也正常（280/430ms）。电轴左偏（Ⅰ、Ⅱ 导联 QRS 主波向上，aVF 导联 QRS 主波向下），但 aVF 导联 QRS 波主波向下是由 Q 波（↑）所致。Ⅲ 导联也能见到 Q 波（↑↑）。Ⅱ、Ⅲ 导联出现 Q 波，是诊断下壁心肌梗死的依据。此外，该图还显示 V$_1$ 导联可见到高大 R 波（↓）（R/S>1 或 R 波波幅 >7 mm）。因为存在下壁心肌梗死，高大 R 波提示可能后壁受累。其他引起 V$_1$ 导联高大 R 波的病因还包括：

- 右室肥厚（通常伴随电轴右偏和右房肥大）；
- 预激综合征（delta 波致短 PR 间期和宽 QRS 波）；
- 肥厚型心肌病（室间隔肥厚可出现明显的间隔性 Q 波）及左室肥厚；
- 胸前导联早移形（逆钟向转位）；
- 杜氏肌营养不良症（伴有后侧壁心肌梗死样波形）；
- 右位心（V$_1$～V$_6$ 导联 R 波反向移形，电轴右偏，Ⅰ、aVL 导联出现负向 P 波和 T 波，aVR 出现正向 P 波和 T 波）；
- 导联反接（V$_1$、V$_2$、V$_3$）；
- 右胸导联出现的 R 波反向移形；
- 正常变异。

心电图还显示 ST 段压低伴 T 波异常，在 V$_2$ 导联尤其明显，这符合心内膜下心肌缺血的表现。QRS 波前、后均未见明显 P 波，因此，属于无 RP 的交界性心动过速。最常见的病因就是房室结折返性心动过速（AVNRT）。

基于可能是 AVNRT 的诊断，改变折返环路一部分的传导性，可能达到诊断及治疗的双重目的。医生可进行的操作如颈动脉窦按摩、Valsalva 动作、按压眼球、冷水面部浸浴（诱发"潜水反射"），均能增加迷走神经传出冲动至房室结，延缓房室结内的传导（或完全终止），从而阻断折返环。药物治疗如腺苷、维拉帕米或 β 受体阻滞剂也有相似作用。

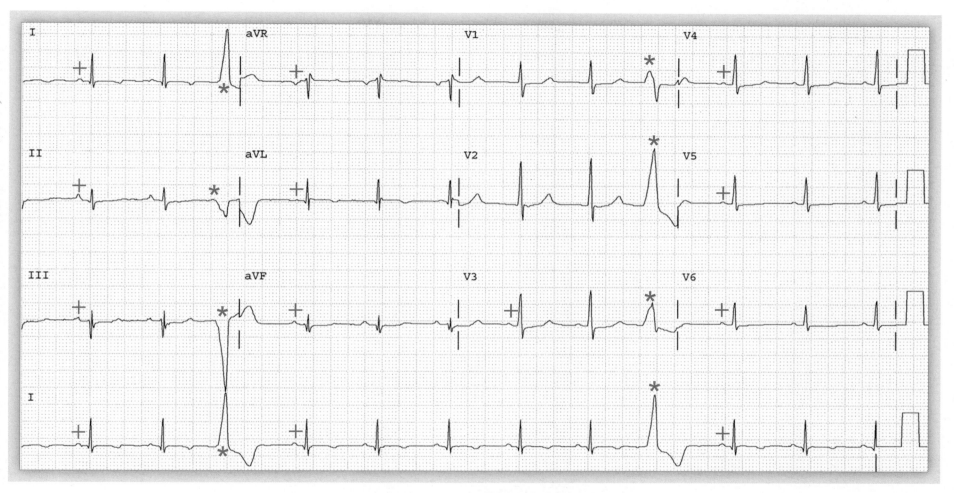

心电图 103B 分析:正常窦性心律、单形性室性期前收缩、陈旧性下后壁心肌梗死。

心电图 103B 显示,心律基本规整,为 74 次 / 分。QRS 间期、形态和电轴均与心电图 103A 相同,但肢体导联和侧壁心前区导联(V₄～V₆)的 QRS 波幅更高。QT/QTc 间期正常(400/440 ms)。每个 QRS 波群之前均有 P 波(+)(Ⅰ、Ⅱ、aVF 和 V₄～V₆ 导联正向)且 PR 间期固定(0.20 s),因此,属于正常的窦性心律。图中出现了 2 个增宽的 QRS 波(*),之前没有 P 波,属于室性期前收缩(室性早搏)。

心电图 103A 显示心动过速时 V₁～V₃ 导联 ST 段压低和 T 波倒置,此时伴有胸部不适的症状,这提示患者因心率增快诱发心肌缺血。心电图 103B 作为该患者的基础心电图,未见上述变化。患者有既往下后壁心肌梗死的证据,因此可诊断冠心病,并且有证据表明患者存在可诱发的心肌缺血。然而,应指出,非冠心病患者在心动过速时也能见到 ST-T 异常,这是由快速除极－复极周期中的细胞离子流紊乱所致。■

41 岁男性患者正在手术后恢复室内观察,心电图记录到中度心动过缓及若干漏搏,患者无任何症状。

心电图显示什么?

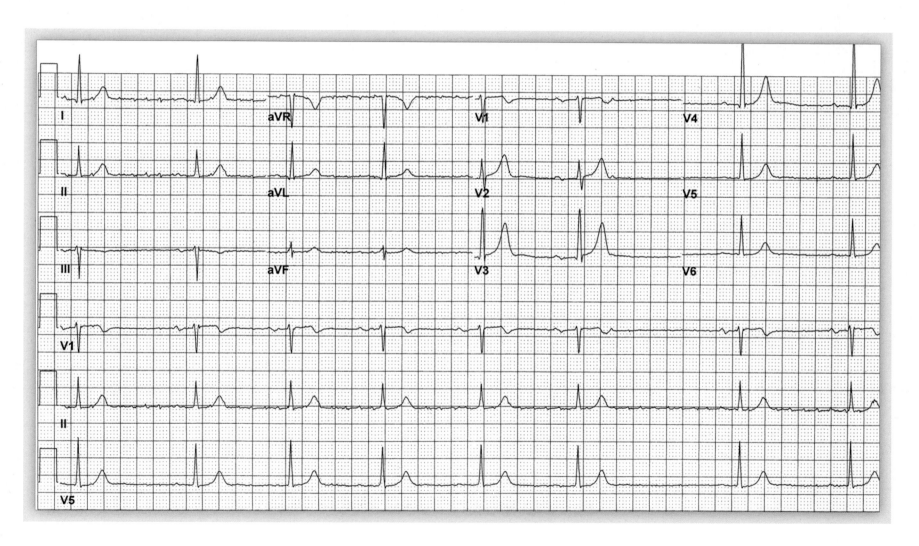

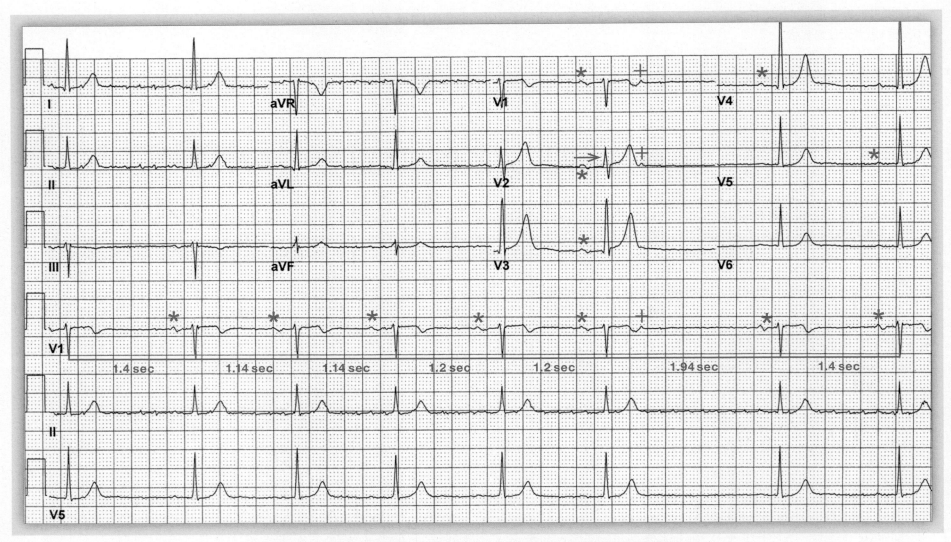

心电图 104 分析：窦性心动过缓、窦性心律不齐、Ⅰ度房室传导阻滞、房性期前收缩未下传。

心电图显示心律绝对不规则，频率为 48 次 / 分。不规则室上性心律有三种：①窦性心律不齐，只有一种形态的 P 波，及固定的 PR 间期。②心室率小于 100 次 / 分的多源性房性节律（游走性心房起搏），或者心室率高于 100 次 / 分的多源性房性心动过速。这种心律失常会出现三种或更多种形态 P 波，但没有一种 P 波占主导优势。③心房颤动，无有序的心房活动，但可见明显的颤动波（f 波）。该图显示，每个 QRS 波之前都有 P 波（*），而且 P 波的形态、PR 间期固定（0.26s）。Ⅰ、Ⅱ、aVF 和 V₄ ~ V₆ 导联的 P 波为正向，因此，可诊断为窦性心动过缓伴Ⅰ度房室传导阻滞。心律不规则是窦性心律不齐的结果。心律绝对不规则表现为 RR 间期不等，第六个 QRS 波后的间歇明显延长，其后的 T 波之后可见一个重叠 P 波，应是未下传的早搏（+）。因此，这是一个受阻或未下传的房性期前收缩（PAC）。

QRS 间期（0.08s）、波形均正常。电轴正常，约为 0°（Ⅰ 导联的 QRS 主波向上，aVF 导联 QRS 波双向）。QT/QTc 间期正常（400/360 ms）。V₂ 导联存在高大 R 波（→），这是早期移形或水平面逆钟向转位的结果。设想从横膈下向上看心脏成像，由于存在逆钟向转位，左室电势出现得更早，提前即被胸前导联所记录。

房性早搏常见并且为良性，其没有重要的临床意义。由于 P 波未下传，因此形成了长 RR 间期。如果房性早搏未下传频繁发生，则会降低有效心率，并能引发与心动过缓相关的症状。

该患者未下传的 P 波与其前面的窦性 P 波联律间期为 0.72s（即心率为 85 次 / 分），P 波未下传是因为房室结相对较长的不应期和房室结缓慢传导所致。这些与窦性心动过缓（由于迷走神经张力增高）和房室结本身病变（导致 PR 间期延长）相关。■

70 岁老年男性患者,患有病态窦房结综合征,常规复查。他最近感觉良好,无心动过速或心动过缓发作。

患者心电图表现有何异常?
其发生机制是什么?

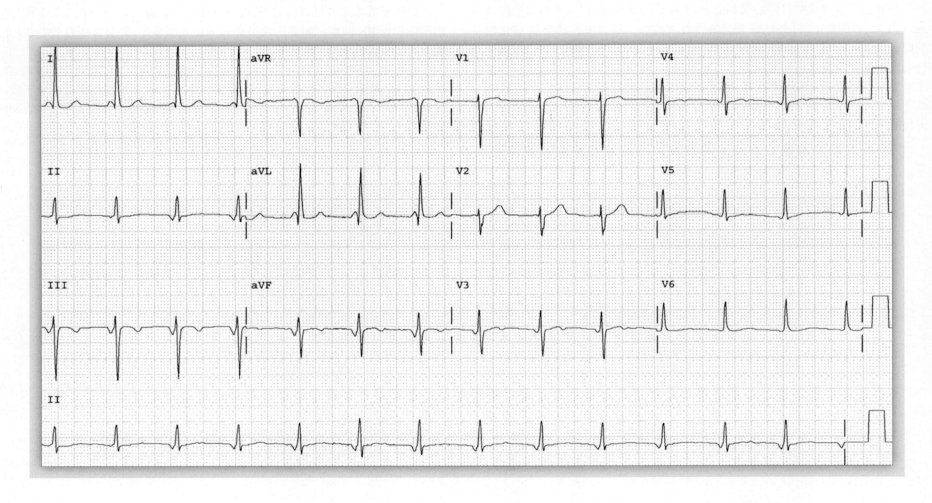

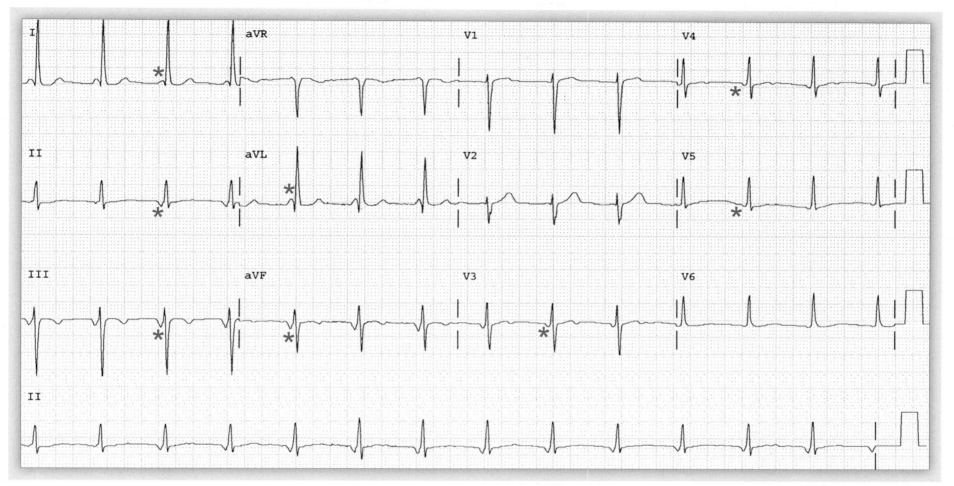

心电图 105 分析:异位房性节律,电轴左偏,左室肥厚。

心电图显示，心率 80 次 / 分，节律规整。每一个 QRS 波群前都有一个 P 波（*），且 PR 间期固定，但较短（0.10s）。在 Ⅱ、aVF、$V_4 \sim V_6$ 导联 P 波倒置，由此可知，该图为异位房性节律。QRS 波群间期（0.08s）、形态均正常，额面电轴生理性左偏，介于 0° $\sim$ -30°（Ⅰ、Ⅱ 导联 QRS 主波向上，aVF 导联主波向下），QT/QTc 间期正常（360/420ms）。

Ⅰ（20mm）、aVL 导联（17mm）QRS 波幅增大，符合左室肥厚的表现。房性异位节律起源于房性异位起搏点，多见于窦房结功能紊乱的患者。当窦房结自律性降低甚至不能产生冲动时，临床上将表现为异位心房起搏心律（正常情况下心房冲动被窦性激动抑制或超速驱动）。■

14 岁男孩,诉参加完田径运动会后,感觉较平时疲劳,遂被送往儿科诊所。他的许多家庭成员

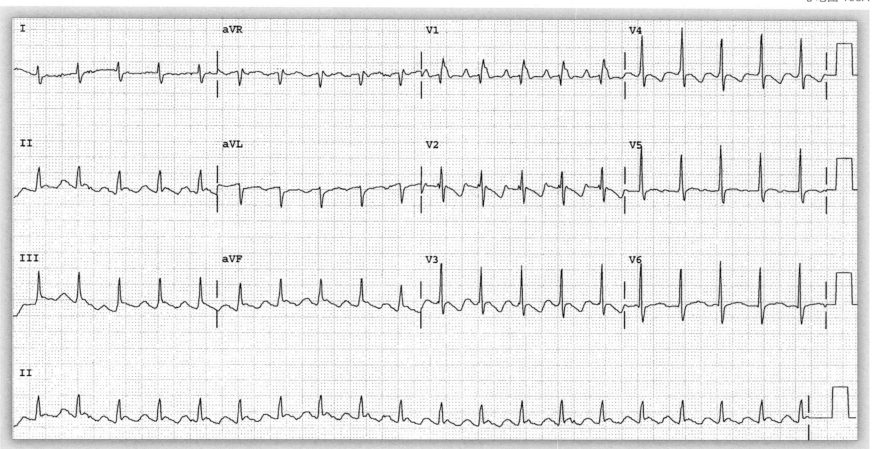

患有肥厚型心肌病,但他自己既往无心血管及其他疾病病史。就诊时心率为130 次 / 分,无其他明显症状,查体基本正常。起初记录心电图如 106A,基于这份心电图表现,他被送往急救室,随即再次记录如心电图 106B。

患者心律失常的病因是什么,心电图那些表现对诊断有用?
为什么心室率发生变化?
应该进一步做何检查?

心电图 106B

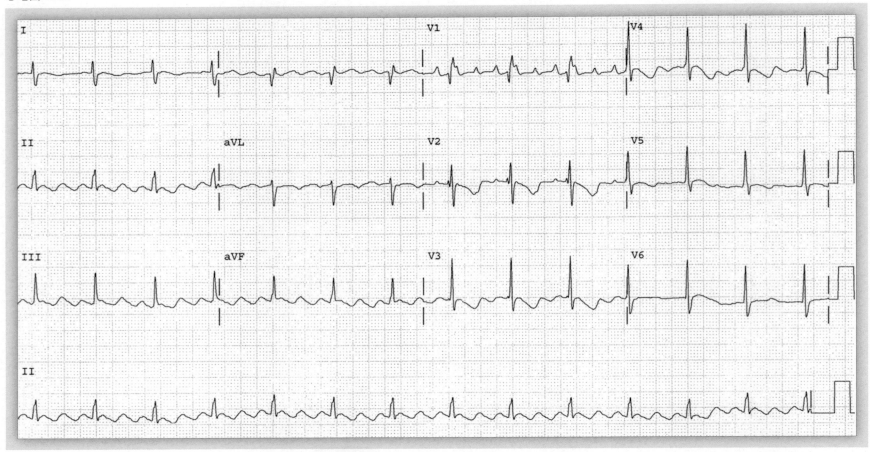

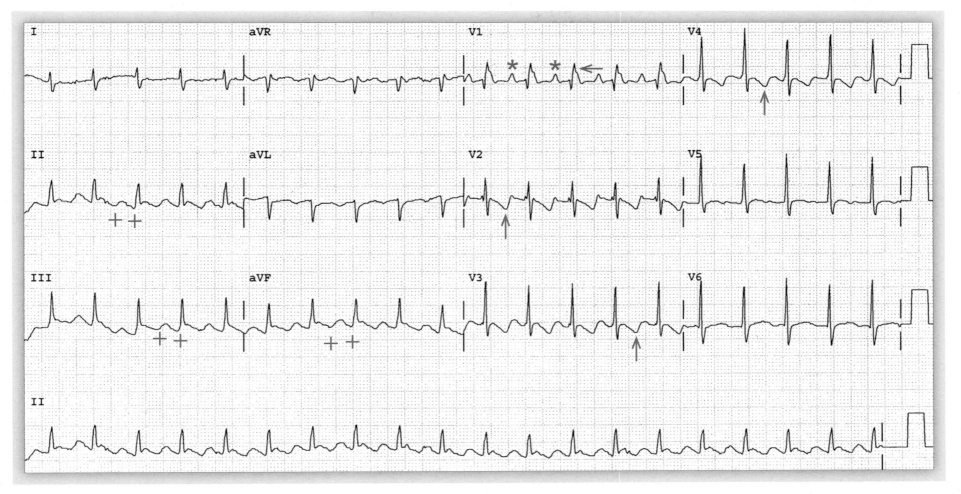

心电图 106A 分析:房扑 2∶1 传导,非特异性的 ST-T 变化。

上图显示心室率为 130 次 / 分，节律规整。QRS 波间期（0.10s）正常，虽然 V_1 导联 QRS 间期似乎略长（0.14s），形态学上表现为右束支传导阻滞特征（V_1 呈 RSR'），但是，Ⅰ、$V_5 \sim V_6$ 导联 S 波不像 V_1 导联的 R' 波那样宽（←）。心电图显示电轴正常（+90°），Ⅰ 导联 QRS 呈双向，aVF 导联 QRS 呈正向。尽管在 Ⅱ、Ⅲ 和 aVF 导联上未见明显 P 波，但基线起伏不定（锯齿状），提示为扑动波（+）。V_1 导联上，每个 QRS 波前都可以看到一个 P 波（*）。V_1 导联 R' 波的终末部分有明显切迹（↓），提示隐藏着另一个房性 P 波。测量结果显示，这些 P 波的间隔相等，QT/ QTc 间期（280/410ms）。此外，图中还显示广泛导联 T 波异常，$V_2 \sim V_4$ 导联表现为 T 波倒置（↑）。

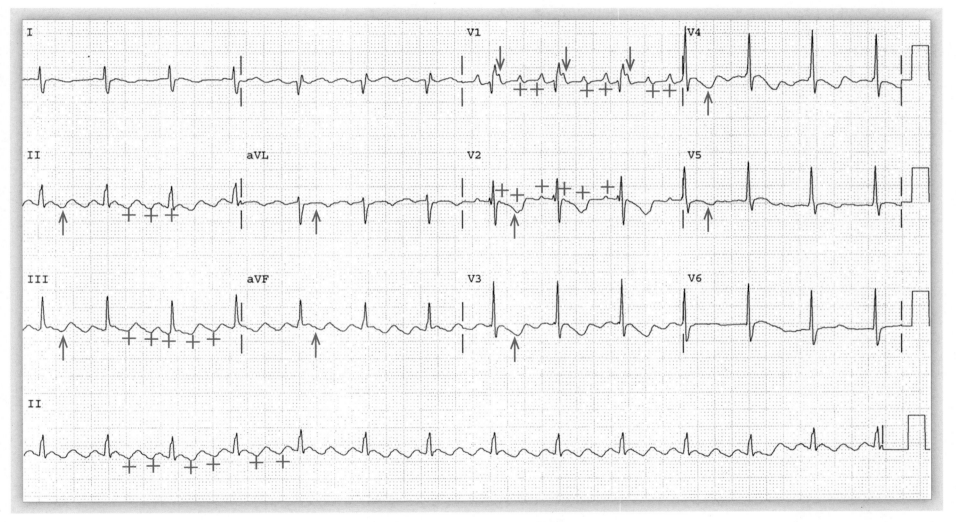

心电图 106B 分析:**房扑 3:1 传导,非特异性 ST-T 改变。**

心电图 106B 中 QRS 波时限、形态及电轴均与心电图 106A 中完全相同。心电图 106B 中节律规整,心率为 84 次 / 分。显然 Ⅱ、Ⅲ、aVF 和 V₁ 导联中,可见明显的锯齿样房扑波(+)。V₁ 导联中,每两个 QRS 波中间可看到两个明显的房性 P 波。测量 P 波间距后发现,在每一个 R′ 波降支可见按时出现的第三个房性 P 波(↓),和在心电图 106A 中推测的一样。这样,房性节律即为 260 次 / 分,房性波动间基线呈连续性起伏。≥ 260 次 / 分的规整的房性节律,只有房扑一种。此外,房性波动间,连续的电活动造成基线起伏不定,使等电位线消失也是房扑的特征性表现。心电图 106B 中房室呈 3∶1 传导,心电图 106A 中房性频率同样为 260 次 / 分,但却以 2∶1 的比例传导。像心电图 106A 中一样,该图还表现为广泛导联的 T 波倒置(↑)。

房扑合伴房室传导阻滞呈奇数比例传导不常见,尤其存在偶数比例传导时。如果奇数、偶数比例传导同时存在,提示房室结有两种水平的传导阻滞。

房扑在青少年中并不常见,一旦出现,往往提示有潜在的心肌病变。对于该患者,值得注意的是,具有明显的肥厚型心肌病的家族史。所以,给予患者超声心动图检查,进行进一步的评估很重要。如果肥厚型心肌病诊断成立,应针对于房扑给予进一步治疗,因为肥厚型心肌病患者发作房扑,会造成血流动力学明显改变,引发明显的症状,同时也有可能发展为房颤。

更为重要的是,必须对肥厚型心肌病患者,进行猝死风险的评估,尤其是年轻的运动员。在美国,肥厚型心肌病是年轻运动员猝死的主要原因之一。增加心源性猝死风险的相关因素有以下几点:

- 既往有猝死病史,持续的室性心动过速,或者晕厥;
- 有心源性猝死的家族史;
- 显著的左室肥厚(心肌肥厚 >3cm);
- 运动诱发的低电压;
- 监护发现非持续性的室性心动过速。

如超声显示有肥厚型心肌病的表现,应通过运动负荷试验或动态监护进行进一步评估。■

36 岁女性患者,患有原发性肺动脉高压,进行初步的肺扩血管治疗后来诊。检查发现心律极不规则。

患者的心电图有何表现?
应给予何种治疗?

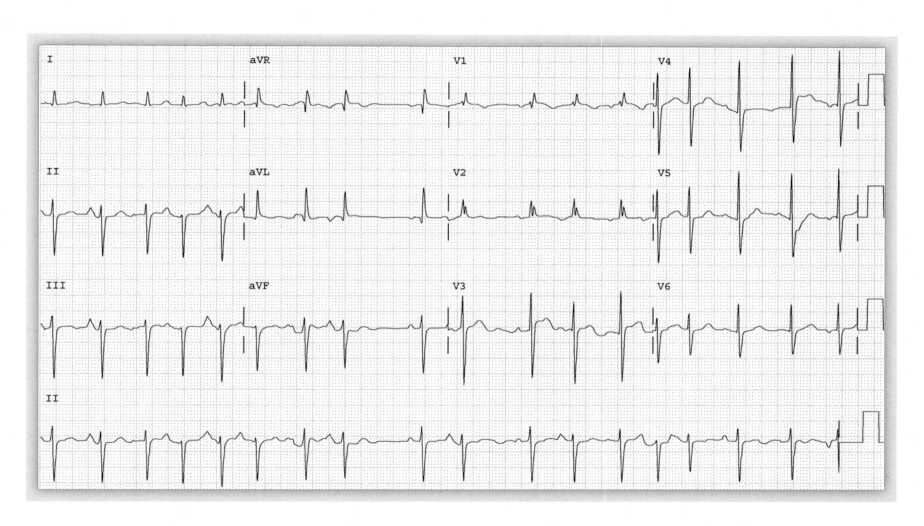

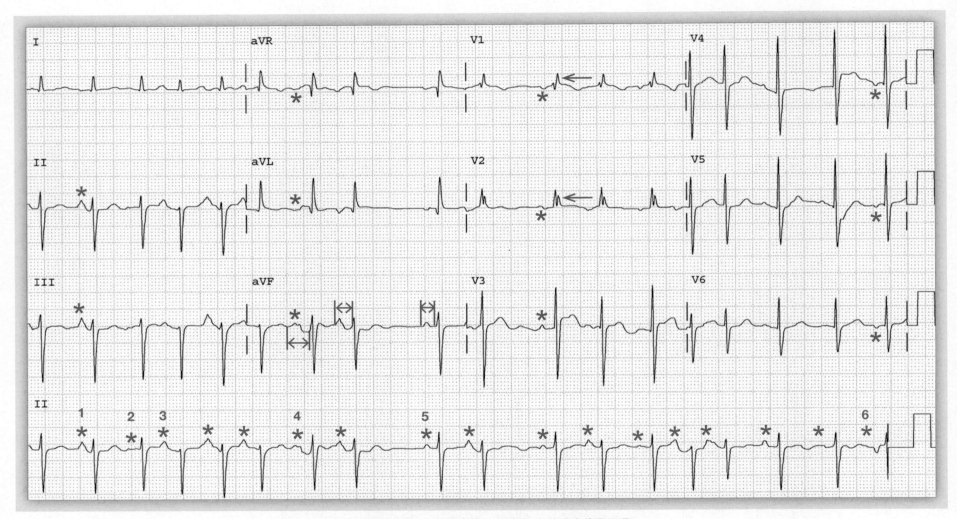

心电图 107 分析：**多源性房性心动过速，左前分支传导阻滞。**

心电图显示，心律极不规则，平均心率为 108 次 / 分。只有三种室上性心律失常表现为心律极不规则：①窦性心律不齐，仅可见一种形态的 P 波，且 PR 间期固定；②多源性房性节律（游走性房性起搏），频率多 <100 次 / 分，或多源性房速，频率多 >100 次 / 分，这种节律存在三种或更多种房性 P 波，但没有任意一种 P 波占主导优势；③心房纤颤，无有序的心房活动，只有的心房颤动波。该图可见心房活动，且在每个 QRS 波前均可见房性 P 波（*），但是这些 P 波至少有三种不同的形态（没有一种占主导优势），且 PR 间期不等（↔），以上特点提示此图为多源性房性心动过速。QRS 波群间期（0.08s）正常。电轴极度左偏，在 -30°～ -90°（Ⅰ导联 QRS 主波向上，Ⅱ、aVF 导联 QRS 主波向下）。引起电轴极度左偏的原因有两种：第一种是陈旧性下壁心肌梗死，表现为Ⅱ、aVF 导联深 Q 波，第二种是左前分支传导阻滞，表现为Ⅱ、aVF 导联呈 rS 形。由此可知，该图为左前分支传导阻滞。$V_1 \sim V_2$ 导联可见 R′ 波（←），但 QRS 时限正常。这提示右室传导延迟。QT/QTc 间期延长（360/480ms），可能为药物治疗的结果。

多源性房性心动过速常见于肺部疾病，包括肺动脉高压和心功能衰竭。其偶尔可转变为心房纤颤。初始的基本治疗应该是控制因心室率过快引起的症状，因此强化房室结传导阻滞的药物可能使患者症状减轻。治疗心律失常本身就具有挑战性，应先治疗相关的基础疾病。有证据表明低血钾、低血镁时，补充钾镁治疗对缓解病情是有益的。证明维拉帕米或 β 受体阻滞剂有效的资料有限。标准的抗心律失常药也未证明有益。■

患者因要应用 IC 类抗心律失常药物入院。住院时心电图如 108A，给予一定量的药物后，记录第二份心电图如 108B。

心电图 108A

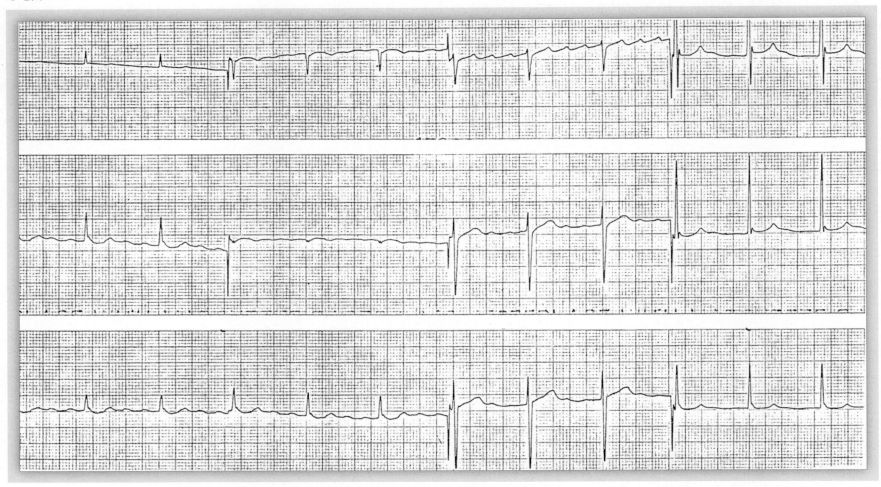

患者住院的原因是什么?
IC 类抗心律失常药物的效应如何?

心电图 108B

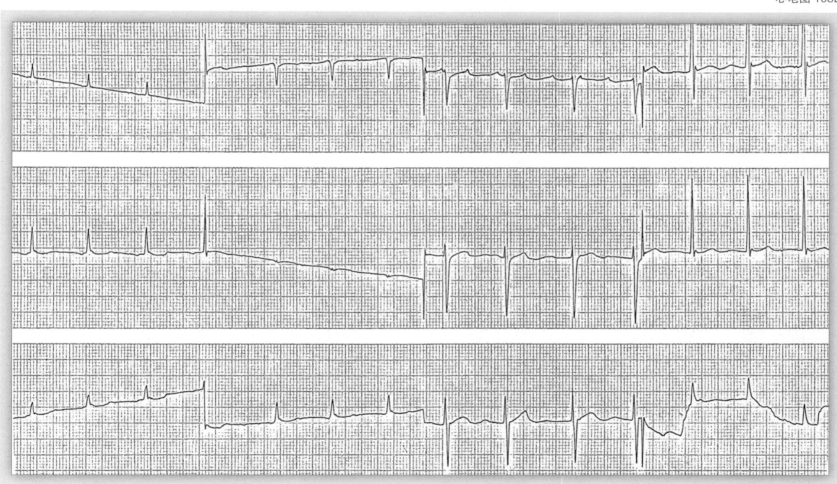

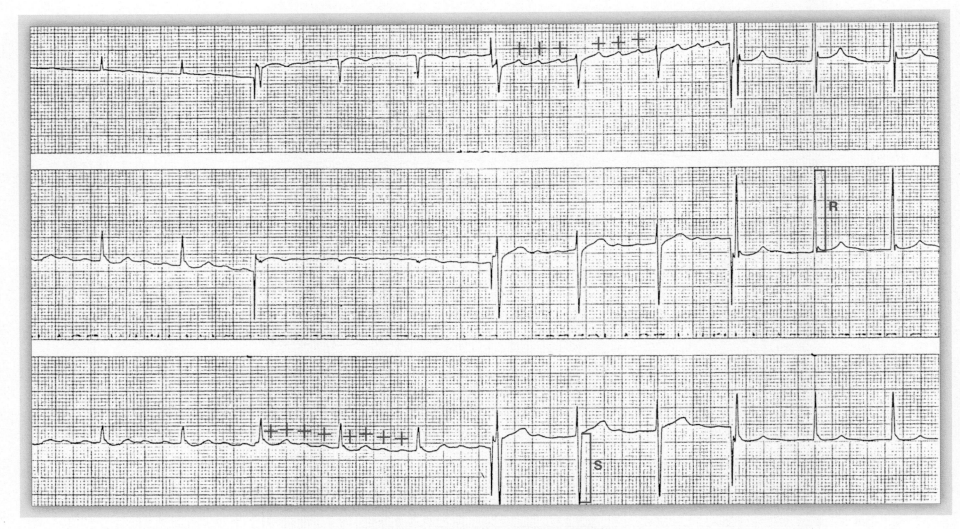

心电图 108A 分析：**房扑 4 : 1 房室传导，左室肥厚。**

心电图 108A 显示心室率为 70 次 / 分,节律规整。QRS 波时限(0.08s)、形态正常,电轴也正常,在 0°～ +90°(Ⅰ、aVF 导联主波向上),QT/QTc 间期正常(400/430ms)。可见明显房扑波,V_1 导联最明显,Ⅱ、Ⅲ、aVF 导联也能看到。图中可见连续的呈锯齿状起伏的扑动波,频率为 280 次 / 分,根据以上特征,提示为心房扑动伴 4:1 房室传导。Ⅱ、aVF 导联 QRS 波幅增高;V_3 导联 S 波深度为 20mm,V_5 导联 R 波高度为 25mm($S_{V3}+R_{V5}=45mm$)。这符合左室肥厚的诊断($SV_3+RV_5 \geqslant 35mm$)。

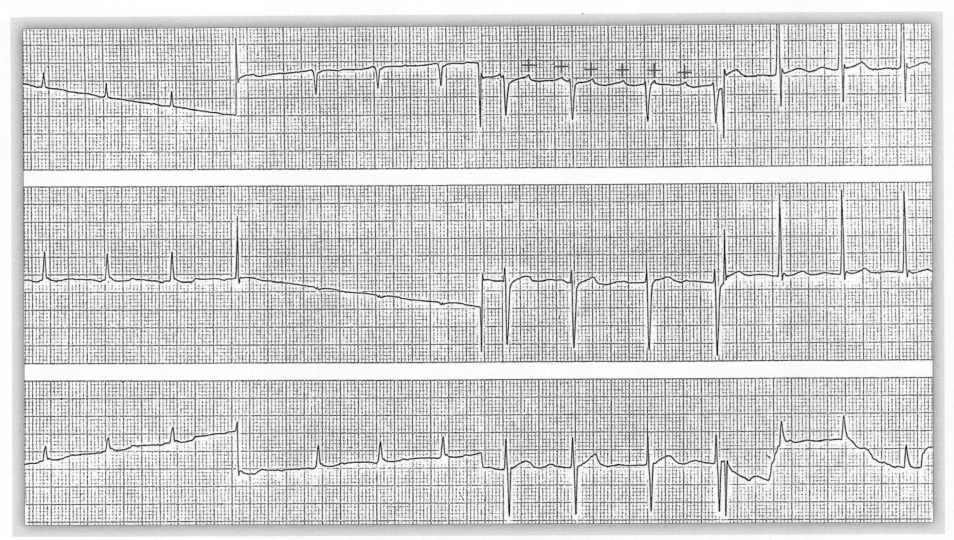

心电图 108B 分析：IC 类抗心律失常药物（钠通道阻滞剂）致房扑减慢（2:1 房室传导）。

心电图 108B 是在行 I C 类抗心律失常药物普罗帕酮治疗几天后记录的，75 次 / 分，节律规整。QRS 波时限、电轴、形态、QT/QTc 间期与心电图 108A 中完全相同。图中可见规律起伏的心房波，V_1 导联最明显（+），频率为 150 次 / 分，波形呈锯齿样起伏。虽然抗心律失常药物使房扑减慢，但并没有改变扑动的波形。所以此图为房扑伴 2:1 房室传导。

一般房扑速率为 260 ～ 320 次 / 分。但累及心房肌的疾病可使局部心房肌纤维化，导致发放冲动的速度减慢，进而减慢房扑的频率。应用 I A、I C、Ⅲ 类抗心律失常药物也可以减慢房扑速率。I 类抗心律失常药物可显著减慢动作电位 0 期上升速度，从而使冲动传导速度减慢，因此导致房扑频率减慢，但并不引起扑动波的形态变化。Ⅲ 类抗心律失常药物可延长心肌的有效不应期，继而减少冲动在折返环的传导，最终使房扑减慢。■

72 岁老年男性患者,有陈旧性心肌梗死病史, LVEF 为 30%,既往心力衰竭表现为间断心悸发作。下图是发病时心电图。

何种异常引发心悸症状?
异常心电图表现的解剖基础是什么?

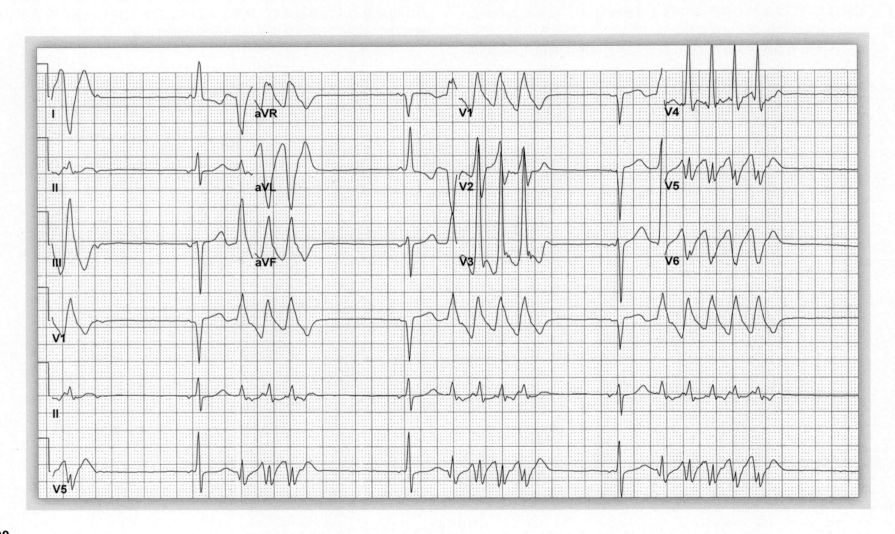

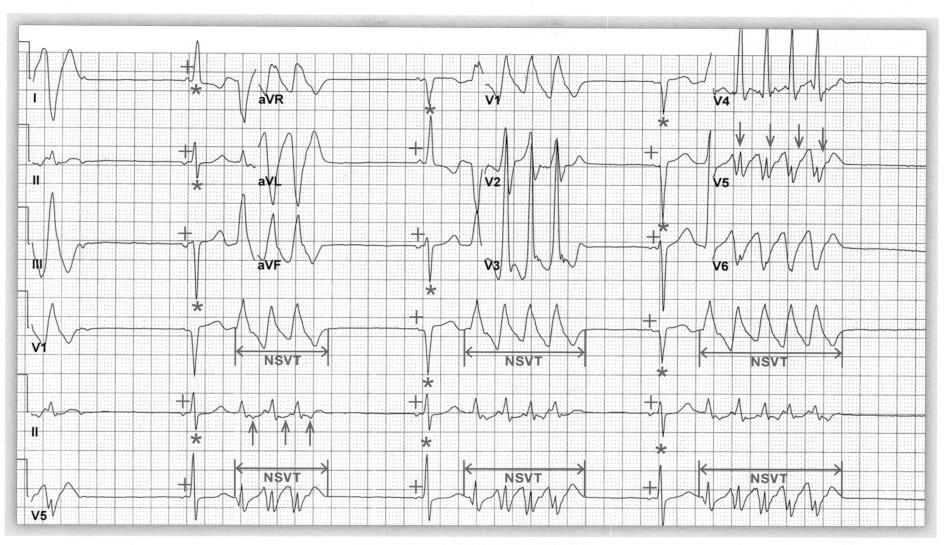

心电图 109 分析:异位房性节律,单形性非持续室速。

三个窄 QRS 波(0.10s)(*)均跟随于 P 波(+)之后,且 PR 间期固定(0.14s),但 P 波在 Ⅱ、aVF 导联为负向,在 V₅ 导联为负正双向。因此此图为异位房性起搏,而不是窦性起搏。该图显示电轴左偏,在 0°～ -30°(Ⅰ、Ⅱ 导联 QRS 主波向上,aVF 导联主波向下)。

在每个窄 QRS 波群后都有 3 ～ 5 个与之不同的 QRS 波(↔),频率为 200 次 / 分。这些 QRS 波明显增宽(0.16s),形态异常。虽然这些波群形态基本相同,但 QRS(↓)及 ST-T(↑)也存在细微的差别。可见这些宽 QRS 波为室性波形,其节律为单形性非持续性室性心动过速。我们把三个以上连续但持续时间不超过 30s 的室性 QRS 波,定义为非持续性室性心动过速。宽 QRS 心动过速有两种情况,要么是室性心动过速,要么就是室上性心动过速伴差异性传导(如相关或潜在的束支传导阻滞)。这些室性起源的宽 QRS 心动过速,除了 QRS 及 ST-T 形态的细微变化外,还具有一些特点,包括 QRS 波宽度多 ≥ 160ms,而且波形既不符合左束支传导阻滞也不符合右束支传导阻滞的图形特征,尤其是 V₁ 导联无特征性 RSR′ 波形,V₆ 导联 R/S<1。相反,V₁ 导联呈 RSR′ 形,V₆ 导联 R/S>1 为室上性心动过速合并右束支传导阻滞的典型特征。该患者的心电图显示 V₂ 导联 R/S>1,R 波宽度(>100ms)大于 S 波宽度,这符合心室起源节律的特征。R 波宽度大于 S 波宽度,提示 QRS 波起始部分的心室激动不正常(如室性激动波)。频率依赖的差异性传导,QRS 的起始部分形态是正常的(R 波宽度较 S 波宽度窄,<100ms)。而室性 QRS 波由于激动不是通过浦肯野纤维传导,而是直接激动心室肌,使起始除极速度减慢,造成 R 波时限延长。

室性心动过速的解剖起源可通过 12 导联心电图来定位。如果在 V₁ 导联 R/S>1,且心动过速图形似完全性右束支传导阻滞形态,则可确认室速大部分起源于左室。如果导联的初始向量为负向,代表除极方向背离该导联(即电向量方向是发自起源点和导联正极)。该患者 Ⅰ、aVL 导联 QRS 初始向量为负向,因此,室性心动过速起源于左室侧壁,Ⅱ、Ⅲ 和 aVF 导联 QRS 初始波为正向,说明激动自上向下传导,综上所述,可推测室性激动起源于左室侧壁靠上位置。■

19 岁女性患者,因阵发性心悸、心跳过速就诊。患者自述常于清晨饮用咖啡后 1 小时内出现上述症状,约 30 分钟后可自行缓解。此次来诊前她故意喝了一大杯咖啡,就诊时症状发作,立即记录发病时心电图。

心电图有何显著异常?
可以给予何种治疗?

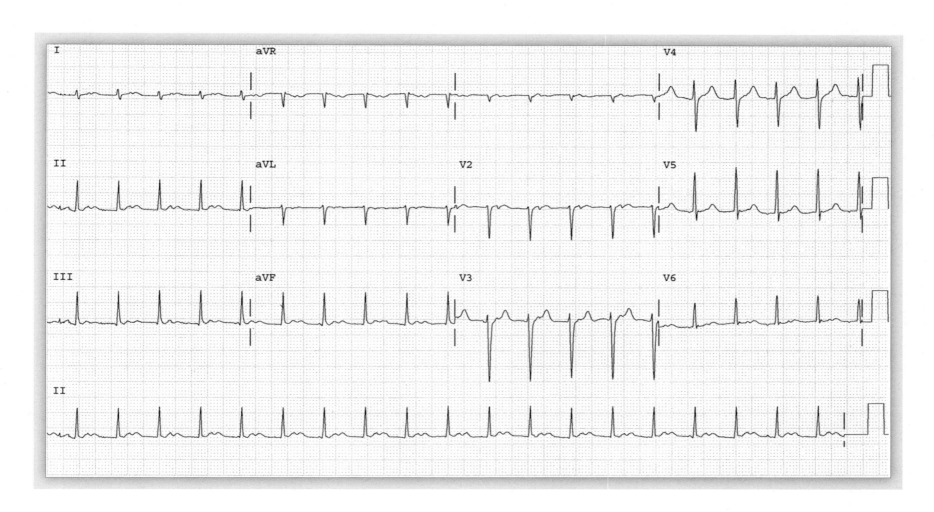

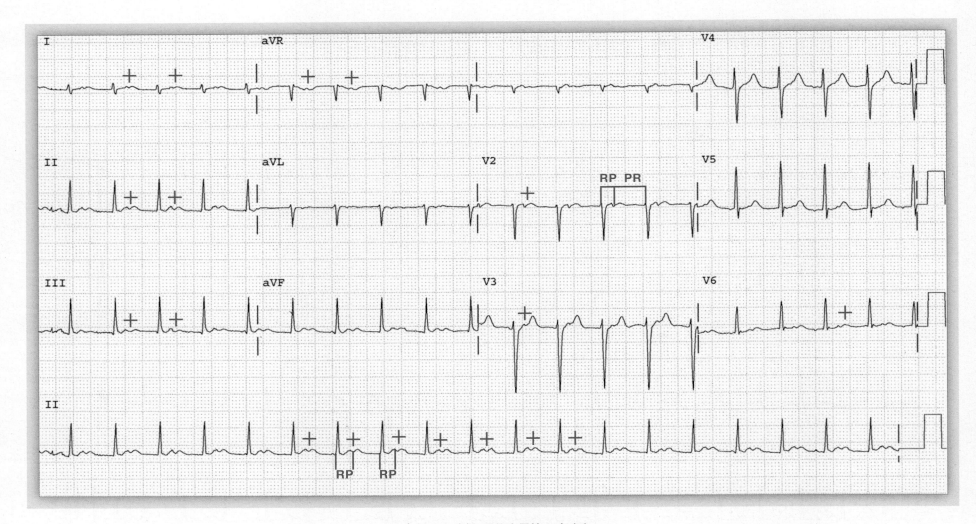

心电图 110 分析:异位交界性心动过速。

心电图显示心率为 118 次 / 分,节律规整。QRS 波群间期（0.08s）及形态正常,电轴也正常,在 0°～ +90°（Ⅰ、aVF 导联 QRS 主波向上）,QT/QTc 间期正常（320/450ms）。任意一个 QRS 波前均未见 P 波,但是在每一个 T 波的起始部可见异常切迹（+）,应该是逆行的 P 波,在 Ⅱ、Ⅲ、aVF 和 V$_2$ ～ V$_3$ 导联尤其明显。逆行 P 波在 Ⅱ、aVF 导联上为负向,且 RP 间期固定（ ⌴ ）。因此该图为异位的交界性心动过速。

如果能够明确心律失常的触发因素,则给予避免就足够了。对于这个病例,触发因素可能是咖啡,因为咖啡所含的咖啡因,是具有拟交感兴奋作用的心肌兴奋剂。如果想根治心律失常,可用有创的电生理检查方法,确定异位起搏点的位置、病灶区域、异常传导通路,然后用射频消融的方法予以根治。也可以应用房室结抑制剂,如钙离子拮抗剂、β 受体阻滞剂或者地高辛通过抑制异位兴奋节点的冲动来中断心律失常,标准的 Ⅰ 类或Ⅲ 类抗心律失常药物均能达到此疗效。■

74 岁男性患者,因心力衰竭入院,既往有糖尿病、高血压病、冠心病、陈旧性心肌梗死病史。入院后检查发现 LVEF 为 28%。发病当时心电图如图 111A。发病次日心电图如图 111B。

心电图 111A

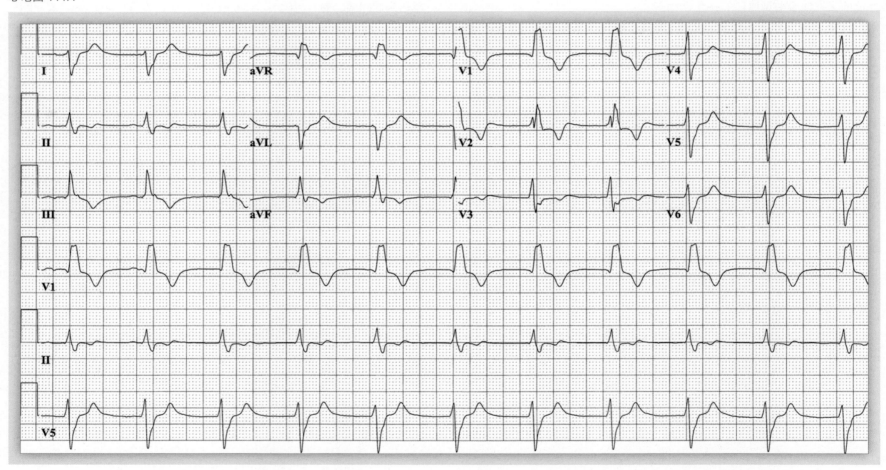

图 111A 显示为何种心律失常？

心电图上有什么特征能帮助确立这一心律失常的病因？

心电图 111B

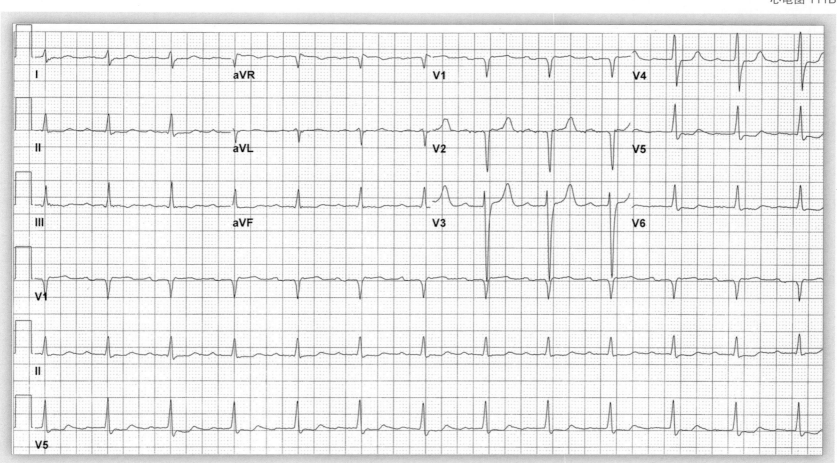

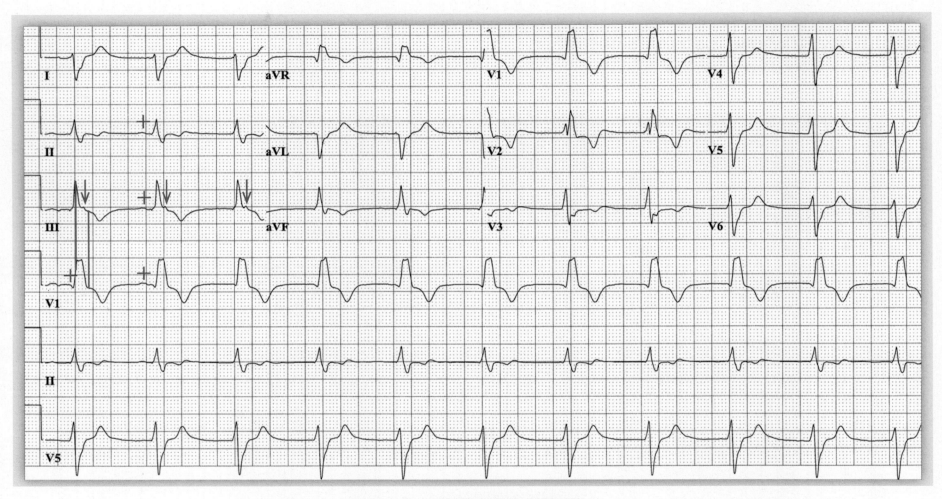

心电图 111A 分析：**室性自搏心律伴房室分离。**

心电图 111A 显示心率 64 次 / 分,节律规整。从图上看似乎没有明显的心房激动。虽然Ⅲ导联(↓)处可见基线有一小的偏移,提示可能隐藏着一个 P 波,但通过测量Ⅰ导联或 V₁ 导联的 QRS 波宽度(‖),确认其实为 QRS 波群的一部分。 V₁ 导联第一个和第二个 QRS 波群前可见 P 波(+),但在其他 QRS 波群前未显示。在某些而不是所有 QRS 波群前出现 P 波,这一现象与房室分离是一致的。

QRS 电轴右偏,在 +90°~+180° (Ⅰ导联主波向下, aVF 导联主波向上), QRS 波群形态异常,既不是典型的右束支传导阻滞也不是典型的左束支传导阻滞图形。这是一例室性自搏心律,尽管也可被认为是结性心律(伴右束支阻滞或左后分支阻滞)。但是, QRS 波群没有典型的右束支传导阻滞的形态学改变,更重要的是,房室分离伴宽的 QRS 波群符合室性起源心律的特点,而与结性心律不同。

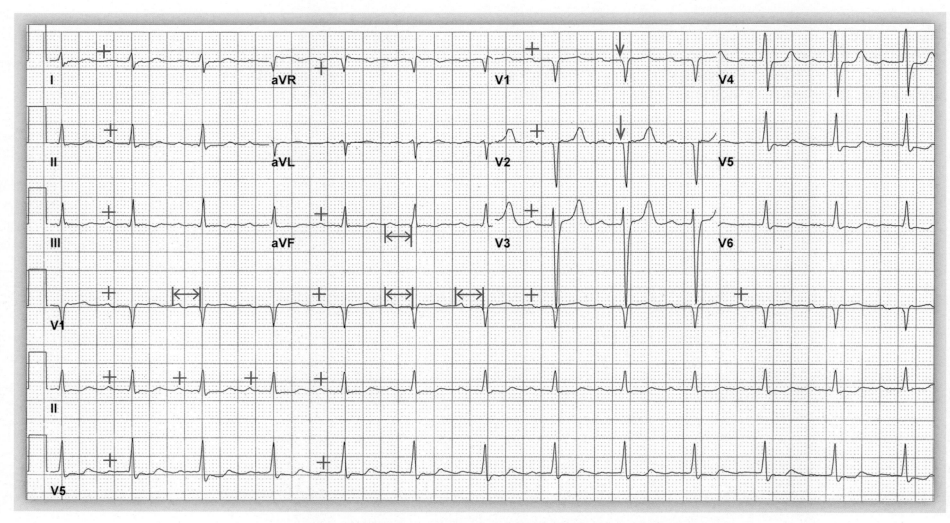

心电图 111B 分析：正常窦性心律，Ⅰ度房室传导阻滞（房室传导延迟），陈旧性前间壁心肌梗死。

心电图 111B 显示心率 76 次 / 分,律齐。每个 QRS 波群前均可见 P 波(+), PR 间期固定、延长为 0.28s(↔)。Ⅰ、Ⅱ、aVF 和 V$_4$ ～ V$_6$ 导联 P 波直立。因此,这是一例正常的窦性心律伴Ⅰ度房室传导阻滞或房室传导延迟的心电图。QRS 波群电轴垂直, 90°(Ⅰ 导联零电位, aVF 导联主波向上)。QRS 波群时限正常(0.10s)。V$_1$ ～ V$_2$ 导联呈 QS 型(↓),提示陈旧性前间壁心肌梗死。QT/QTc 间期是正常(390/440ms)。

与心电图 111A 所示 QRS 相比,心电图 111B 中较快的窦性心律时的 QRS 是正常的。所以,心电图 111A 显示并非异常结性心律伴差传,因为心率较慢, QRS 波群较宽。由此表明,心电图 111A 中提示异常的 QRS 波群形态和房室分离,这两个特征都与室性自主节律一致。■

41 岁女性患者,患有家族性肥厚型心肌病,因晕厥收入院。患者自诉在单位准备午餐时突然感觉头晕眼花,过了一会儿,发现自己躺在地上。她的同事呼叫了 911。急诊技师到达工作场所时发现患者呈清醒状态,便携式记录仪显示当时为缓慢心室率的心房纤颤。

患者血流动力学稳定,但心室率仅为 40 次/分,心脏检查可闻及明显的第四心音奔马律,但无明显杂音。接诊医师记录了心电图。

心电图显示什么明显异常?
你同意急诊技师的诊断吗?
应该采取什么合适的治疗?

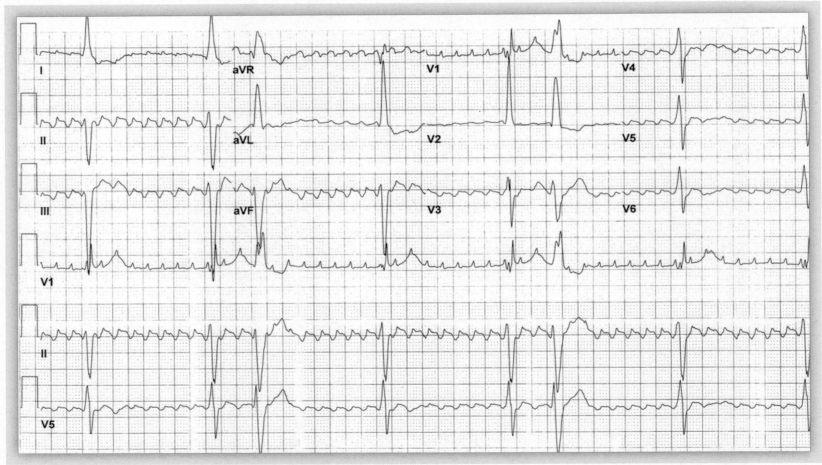

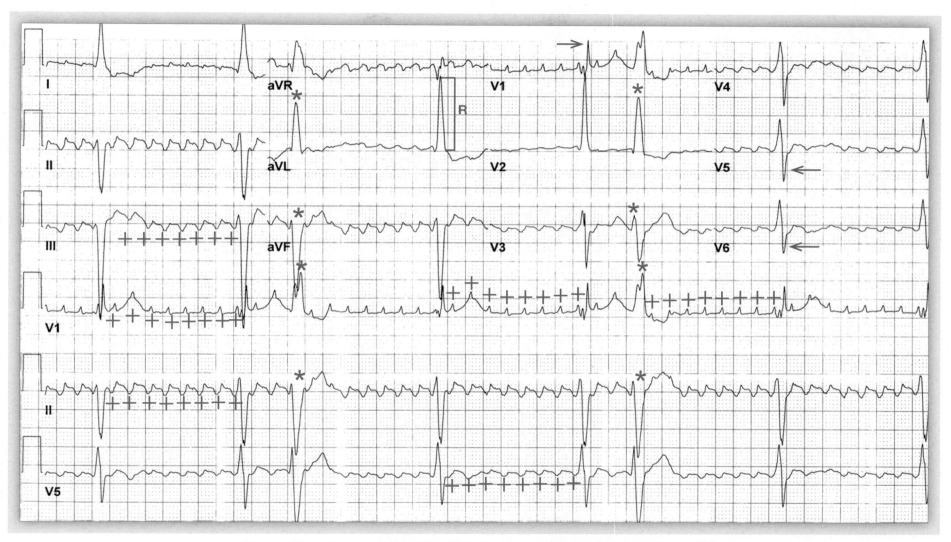

心电图 112 分析:**心房扑动 8:1 传导,室性期前收缩,右束支传导阻滞。左前分支阻滞,左室肥厚。**

基本节律规整，但是有两个早搏波（第3个和第6个）（*）宽大、形态异常，不同于其他 QRS 波群。这两个早搏为室性期前收缩。所有其他 RR 间期是相等的，因此这是一份规律的不规整心律心电图，基本心室率为38次/分。心电图可见明显规则的房扑波（+），房扑率为300次/分，高度房室传导阻滞（8∶1）。房扑波形态、振幅及间期均一致，呈典型的锯齿状。房扑波之间等电位线消失。房扑重要的特征是节律规整，房率>260次/分，房扑波起伏形态一致，等电位线消失。这是由于单一折返环（在右心房内）产生连续、一致的电活动所致。

QRS 波群增宽（0.16s），呈右束支传导阻滞图形 [V₁ 导联呈 RSR′型（→），V₅～V₆ 导联 S 波增宽（←）]。电轴极度左偏，在 -30°～-90°（Ⅰ 导联主波向上，Ⅱ、aVF 导联主波向下）。考虑电轴极度左偏的病因有两个，一个是陈旧性下壁心肌梗死，在 Ⅱ、aVF 导联出现初始深 Q 波，另一个原因是左前分支阻滞时，Ⅱ、aVF 导联 QRS 波群呈 rS 型。可见，这是1例左前分支阻滞图形。所以这例患者传导异常考虑为双分支阻滞（右束支阻滞加左前分支阻滞）。aVL 导联 R 波振幅为20mm，符合左室肥厚的诊断标准（电轴左偏并 aVL 导联 R 波振幅>18mm），QT/QTc 间期正常（延长的 QRS 波群 600/480ms 矫正后为 540/420ms）。

患者存在明显的传导系统疾病，表现为高度房室传导阻滞和双分支阻滞。其传导系统受累可能源于心肌病。心电图显示严重的传导异常引起完全性房室传导阻滞是造成晕厥的原因。完全性房室传导阻滞和症状性心动过缓的治疗选择人工心脏起搏器植入。但是，该肥厚性心肌病患者晕厥还可能有另外一个原因即快速室性心律失常。在进行特殊治疗前还需进一步评估确定晕厥的原因。■

28 岁男性患者,因患严重哮喘就诊于哮喘专科医院,他在家一直服用茶碱类药物,到院后联合雾化吸入 β 受体激动剂进行治疗。记录心电图如下。

心电图显示什么？

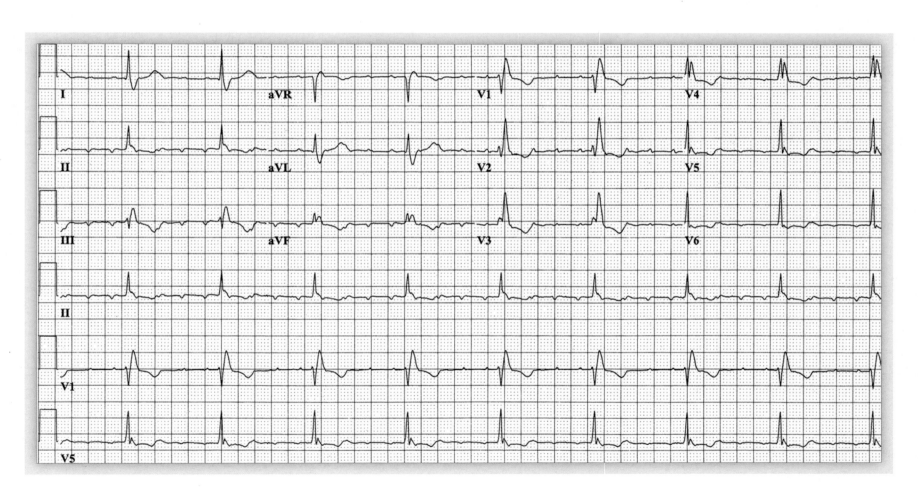

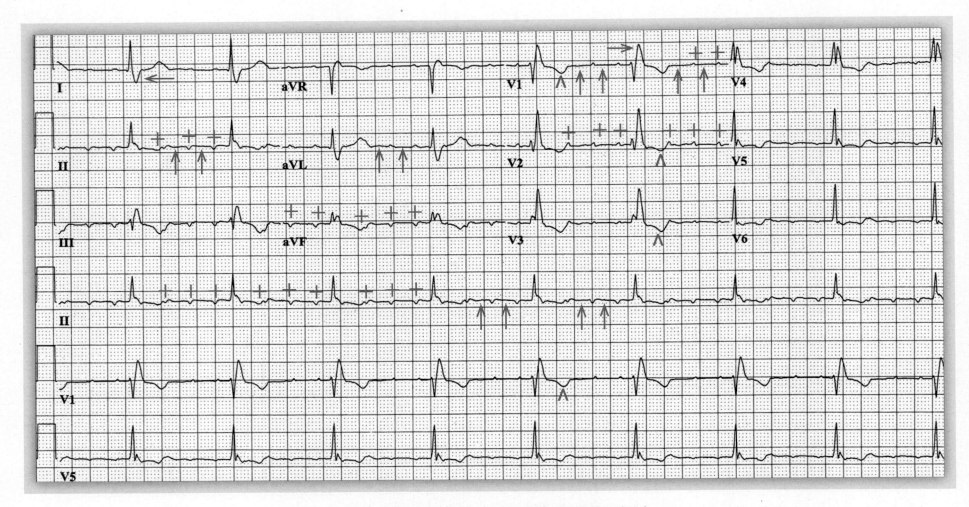

心电图 113 分析:房性心动过速伴 4:1 传导,非特异性 T 波改变。

该图示心室率 54 次 / 分, 节律规整。心房率 220 次 / 分, P(+)波明显不同于窦性 P 波, P 波之间存在等电位线(↑)。P 在 Ⅱ、aVF 和 V₄ ~ V₆ 导联向下(倒置)。因此, 该图为房性心动过速伴 4:1 房室传导。房性心动过速可因肺部疾病或被拟交感神经类药物如茶碱类药物、β 受体阻滞剂促发。当房室顺序传导时, PR 间期固定(0.20s)。

QRS 波群频率规整, 54 次 / 分。QRS 波时限延长(0.16s), QRS 波群是典型右束支传导阻滞图形 [V₁ 导联呈 RSR′ 形(→), Ⅰ 导联为宽 S 波(←)]。QT/QTc 间期是正常的(440/420 ms, 经延长的 QRS 间期矫正后为 380/360ms)。V₁ ~ V₃ 导联的 T 波倒置(∧), 这是继发于右束支阻滞的表现。Ⅱ, Ⅲ, aVF 导联 T 波也是倒置的, 这些是右束支传导阻滞的基本表现, 但无特异性。

房性心动过速的发生可能是治疗哮喘的拟交感神经药物的过度使用造成的, 但药物的副作用不常见 4:1 房室传导。使用拟交感神经药后, 应该增强房室结传导。该患者出现高度房室传导阻滞表明存在房室结病变及室内传导障碍性病变(如右束支传导阻滞)。■

44 岁女性患者,有较长时间的心悸病史。她到门诊首次就诊时未确诊。此次就诊时,自述一天发作多次快速心跳,无任何相关的症状,但自身感觉发

心电图 114A

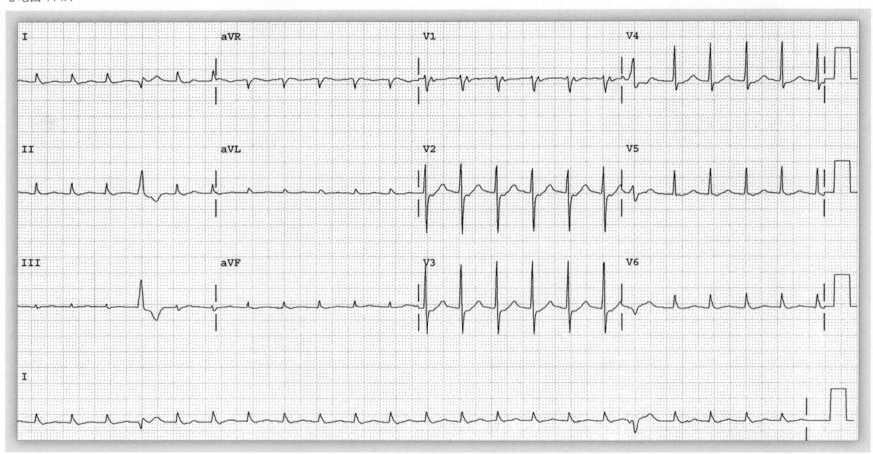

病时极其痛苦。检查中发现脉搏很快。遂及时做心电图如 114A，并和患者提供的既往心电图（114B）比较。

心电图 114A 有什么明显的异常？
比较两份心电图，发现什么心脏传导异常？

心电图 114B

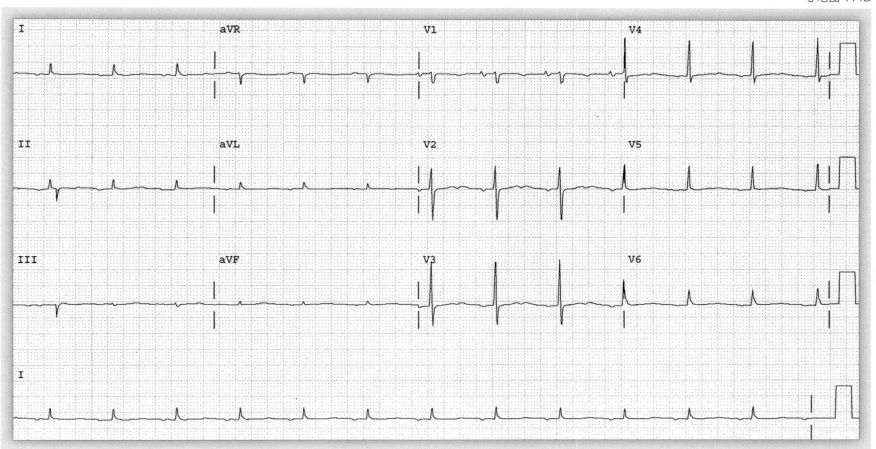

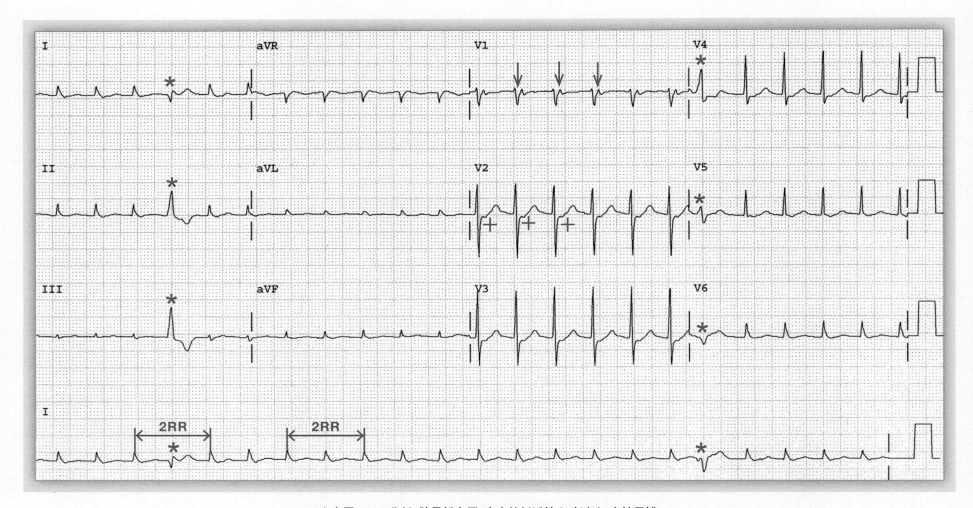

心电图 114A 分析:肢导低电压,房室结折返性心动过速,室性早搏。

心电图 114A 显示心率 140 次 / 分，律齐，在 QRS 波群前后均未见 P 波。QRS 波群持续时间（0.08s）、QT/QTc 间期（290/440ms）均正常。肢体导联 QRS 波低电压（每个肢体导联振幅 <5mm），但形态正常，电轴也正常，在 0°～+90°之间（Ⅰ 和 aVF 导联主波向上）。然而，V_1 导联部分 QRS 波群终末似乎有一 R′波（↓），尽管在 Ⅰ、V_5、V_6 导联没有 S 波出现，仍提示右心室内传导延迟。但也有可能 QRS 终末隐藏着一个逆传的 P 波，V_2、V_3 导联 QRS 波群末可见一个小的正向波（+），也支持逆行 P 波的存在。但是整个心电图中无明显 P 波，RP 不易辨认测量，该种心动过速最常见的病因是房室结折返性心动过速。

此外，图内还有两个提前出现的较宽的波群为室性早搏（*）。早搏没有改变基础节律，室性早搏前后的 RR 间期是正常 RR 间期的两倍（↔）。

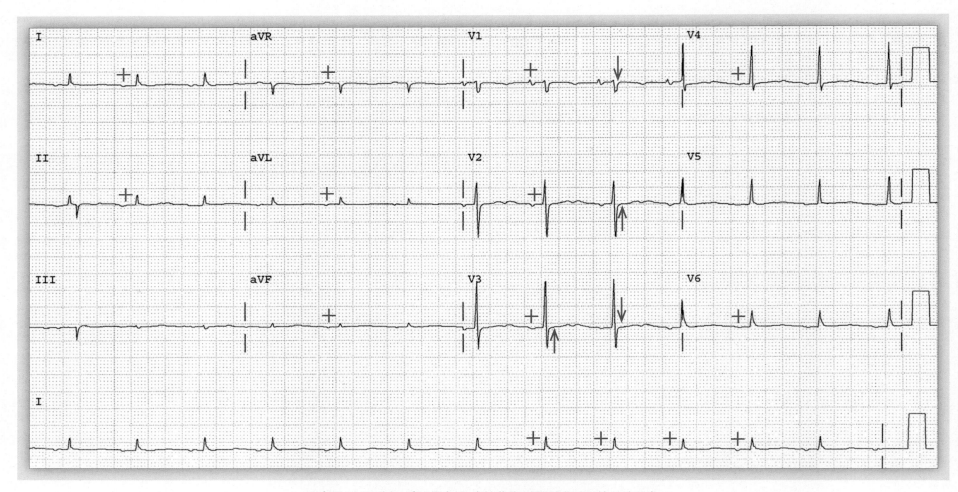

心电图 114B 分析：肢导低电压，房性节律，弥漫性非特异性 T 波异常。

28 岁男性患者,因不明原因的重症败血症在重症监护病房住院治疗。因为超声心动图检查提示左心室功能受损,为帮助评估心力衰竭病情及治疗效果,行肺动脉导管植入术。操作在床边进行,在操作过程中,病房管理人员发现心电监护仪上显示 QRS 波群的形态及节律发生改变,遂停止操作,记录心电图如下。

心电图上可见什么样的心脏传导异常?
发生了何种与植入导管相关的异常情况?

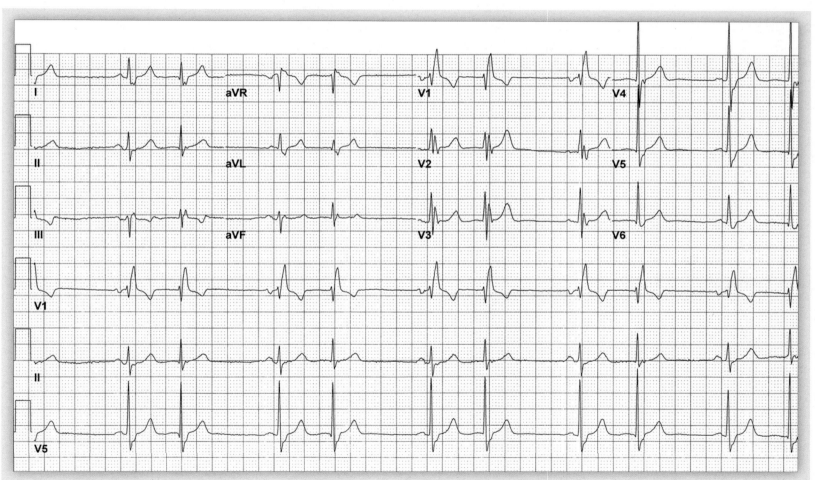

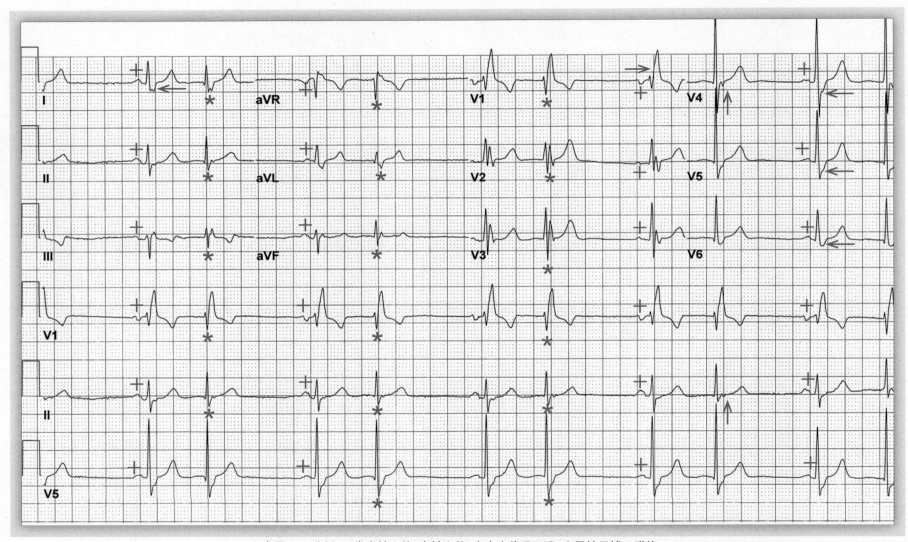

心电图 115 分析:正常窦性心律,电轴左偏,右束支传导阻滞,交界性早搏二联律。

心电图显示心脏搏动成组出现,每两个 QRS 波群后出现一个暂停,因此节律是规律的不规律。第一个 QRS 波群前面有一个 P 波(+),PR 间期固定(0.16s)。Ⅰ、Ⅱ、aVF 导联和 $V_4 \sim V_6$ 导联 P 波为正向,故基础心律为窦性心律。QRS 波增宽(0.16s),并且在 V_1 导联呈 RSR′形(→),Ⅰ 和 $V_4 \sim V_6$ 导联 S 波增宽(←),故诊断为右束支传导阻滞。心电图还显示,电轴生理性左偏(Ⅰ 和 Ⅱ 导联 QRS 主波向上,aVF 导联 QRS 主波向下)。图中每个窦性激动波群后均跟随一个提前出现的 QRS 波群(*),也是右束支传导阻滞形态。这些提前出现的 QRS 波群前无 P 波,因此应该是交界性激动波,呈二联律模式传导。Ⅱ 和 V_4 导联交界性早搏后可见小的波形(↑),可能是逆行 P 波。

虽然交界性早搏的 QRS 波与窦性心律时的 QRS 波的形态、时限相同,电轴正常(Ⅰ、Ⅱ 和 aVF 导联 QRS 主波向上),但交界性早搏的 QRS 波幅与窦性 QRS 波幅有轻微不同。交界性 QRS 波与窦性 QRS 波的振幅及电轴稍有不同很常见。这是因为交界区心律起源于房室交界区的异位起搏点,直接传导进入希-浦系统,与窦性节律先经过房室结传导再进入希-浦系统的通路略有不同,造成两种节律的 QRS 波幅、电轴略有不同。

右心室导管插入可能与出现一过性的右束支传导阻滞相关,5% 的患者可能因机械性刺激损伤右束支导致右束支传导阻滞,因为右束支位于室间隔右侧表浅的位置,容易受损。交界区心律失常也有可能因右心室导管引起,因为右心导管穿过三尖瓣环时,机械性刺激可引起交界性早搏。但是,这种心律失常也可能发生在心肌病或患有严重疾病的患者。■

86 岁男性患者,机动车事故后被送到急诊室。急救人员看到他时没有意识,很显然他是在驾驶过程中失去知觉,随后车子失控。

查体,患者佩戴颈椎脊髓制动装置,处于无意识状态。心率为 36 次 / 分,血压是 76/40 mmHg。主要检查发现四肢皮肤擦伤,没有钝力性创伤或严重的四肢骨折。在应用 β 受体激动剂治疗低血压和心动过缓前记录体表 12 导联心电图如下。

从心电图上所见如何解释病情?

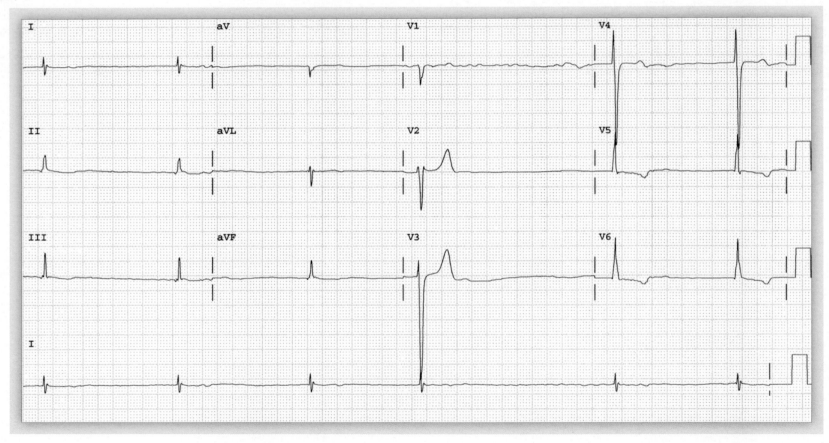

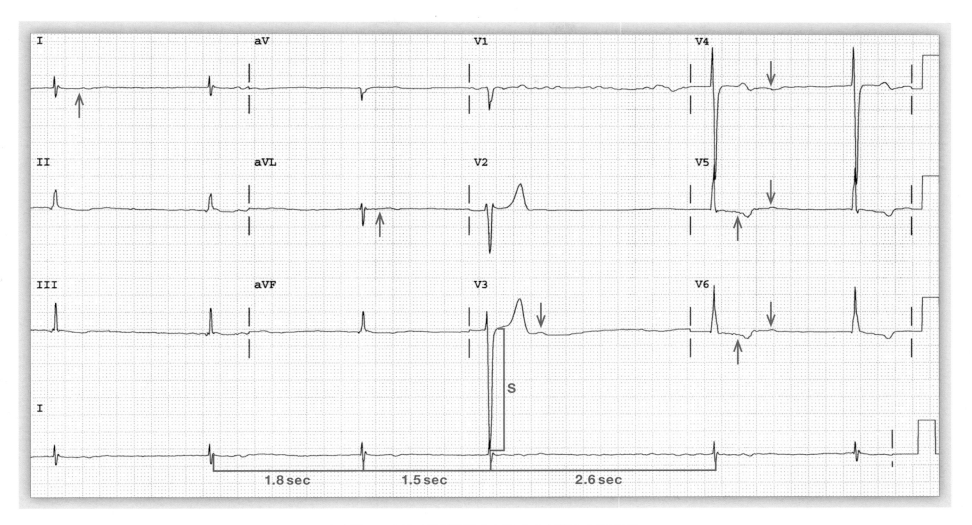

心电图 116 分析：**房颤伴缓慢心室率，左心室肥厚，ST-T 异常。**

心室率 36 次 / 分，节奏绝对不规整。绝对不规则的室上性节律有三种：①窦性心律不齐，只有一种形态的 P 波和固定的 PR 间期；②多源性房性心律（游走心房起搏），心率 <100 次 / 分或多源性房性心动过速，房率 >100 次 / 分，其中有三种或更多种不同形态的 P 波，但没有一种 P 波占主导；③心房颤动，无有序的心房活动，只有纤维性颤动波。该图没有明显的心房激动，因此为心房颤动伴非常缓慢的心室率。这可能是房室结本身疾病、非常高的迷走张力或者应用过量的房室结阻断剂的结果。QRS 波群时限（0.08s）、形态正常，电轴也正常，在 0°～+90°（Ⅰ和 aVF 导联 QRS 主波向上）。QT / QTc 间期正常（500/390 ms）。可见 QRS 波高电压，V_3～V_4 导联尤其明显 [S_{V_3}=35mm（[]），据此可诊断为左心室肥厚（R 波或 S 波振幅在任何心前区导联

≥ 25mm）。心电图还显示 ST-T 异常（↑），可能与左室肥厚相关，V_5～V_6 导联较明显。V_3～V_6 导联可见小 U 波（↓），尽管 U 波可见于心动过缓时，但对于该患者，病因可能是存在低钾血症。

意识丧失的病因不能确定。虽说患者有心房颤动伴缓慢心室率，可能造成低血压（76/40 mmHg），但是缓慢的心室反应率不会造成严重的血流动力学损害，所以不太可能是意识丧失的主要原因。有可能是脑内发生的一些情况（意识丧失的原因或脑外伤引起的创伤）引起血压下降、心率减慢。缓慢心室率可能在事故发生前就存在，这表明，有可能一个较慢的心率或较长时间的心跳停搏导致意识丧失。也有可能是血管迷走反射发作的结果，而意识的持续丧失致头部外伤。■

72 岁老年男性患者,因房颤长期口服华法林抗凝治疗,为行直流电复律住院。经异丙酚麻醉后行食管超声心动图检查,未发现左房及左心耳

心电图 117A

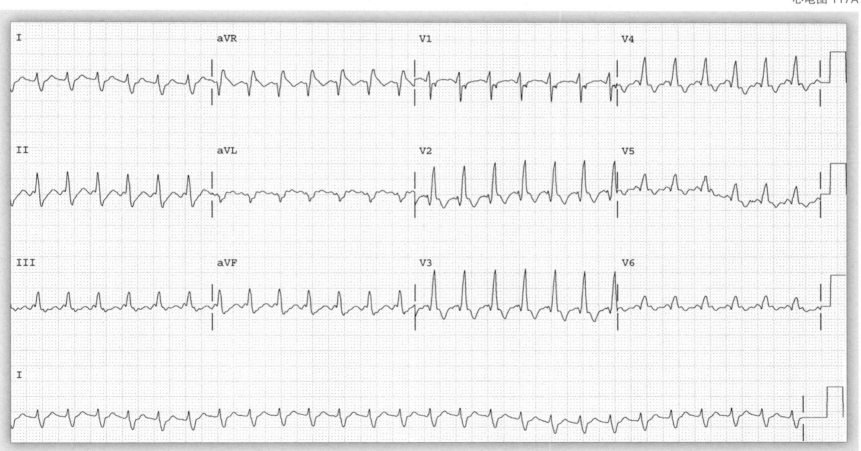

血栓形成。给予50J放电之后,心率明显增快,记录心电图如117A。异丙酚再次麻醉后,给予100J第二次放电,记录心电图如117B,电生理医师认为患者又恢复为房颤。

在两份心电图上什么心律失常明显?
你是否同意电生理医师的意见?

心电图 117B

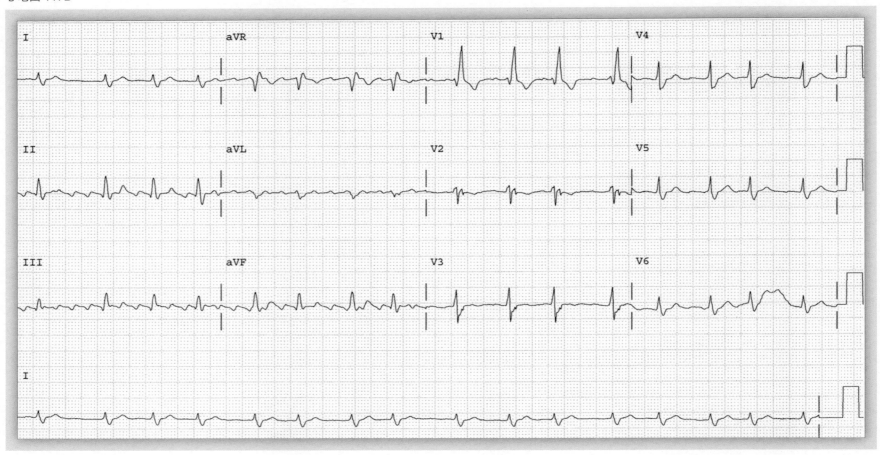

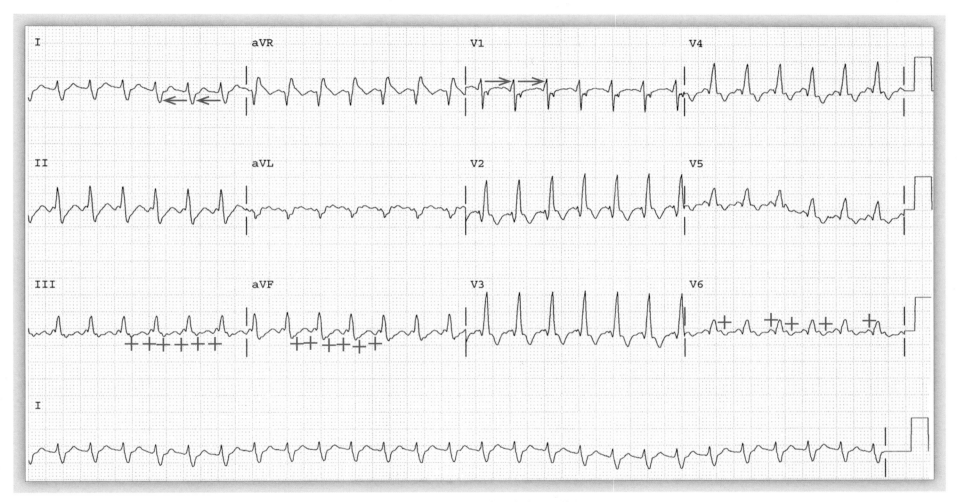

心电图 117A 分析：**心房扑动伴 2∶1 传导。**

心电图 117A 显示,心率 160 次 / 分,节律规整,QRS 波群间期延长 (0.14s)。Ⅰ 导联可见宽大的 S 波(←),V$_2$ 导联可见高大的 R 波(→),这个图形有特点,但没有诊断意义,因为没有右束支传导阻滞的典型表现:V$_1$ 导联呈 RSR′ 形。这有可能是导联错位造成的。电轴正常,大约为 0°(Ⅰ 导联 QRS 波群呈双向,aVF 导联 QRS 主波向上)。QT/QTc 间期稍延长(280/460ms),但经延长的 QRS 间期矫正后,转为正常(240/380ms)。尽管在任一导联都没有看到明显的心房波,但是在 Ⅲ、aVF、V$_5$ ～ V$_6$ 导联 QRS 波群前后均可以看到切迹或突起,提示为心房活动波(+)。这些切迹频率为 320 次 / 分,节律规整,提示为房扑伴 2∶1 房室传导。应当指出的是 V$_1$ 导联 QRS 波群之后负向波不是 P 波,而是 QRS 波群的一部分,这是通过比较其他导联(如 V$_2$ 导联)QRS 波群时限与 V$_1$ 导联 QRS 波群时限得出的结论。

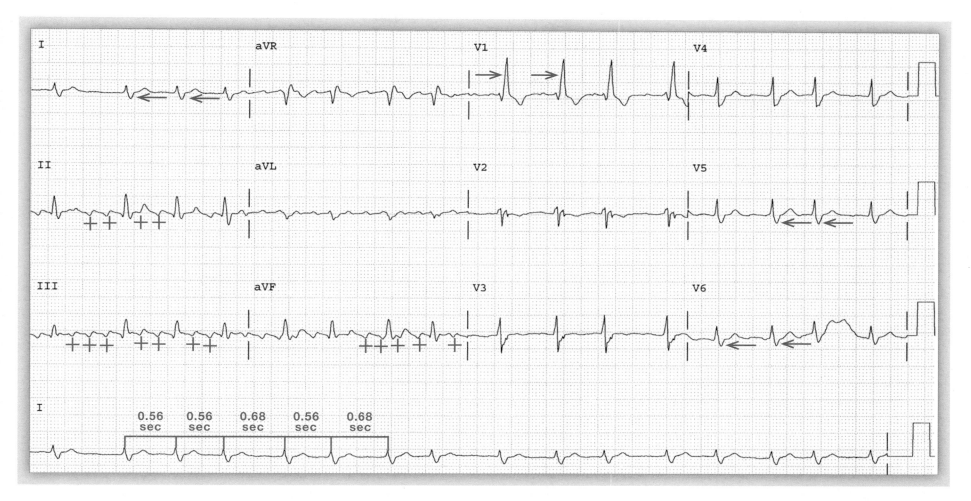

心电图 117B 分析:典型心房扑动不等比例房室传导。

心电图 117B 显示,节律不规则,平均心率 96 次 / 分。虽然总体节律不规则,但许多 RR 间期是相同的,因此该图为规律的不规则。QRS 波是典型的完全性右束支传导阻滞图形,I 导联和 $V_5 \sim V_6$ 导联出现宽 S 波(←),V_1 导联呈 RSR′形(→)。有可能记录心电图 117A 时某些胸前导联放错了位置,才导致两幅心电图中 $V_1 \sim V_2$ 导联 QRS 波群形态不同。两幅图的 QRS 波群电轴、时限及 QT/QTc 间期均相同。由于变化的房室传导比例,II、III、aVF 导联上可以看到清晰的心房扑动波(+)。心房率为 320 次 / 分,证明心电图 117A 是心房扑动波。这种房性激动不等比例下传,可能是因为电复律时释放的能量,使心脏迷走神经张力增加的结果,房室传导阻滞加重也可能与异丙酚的镇静作用有关。■

57 岁女性患者，休息时出现胸部压迫感，症状持续约 1 个小时后来急诊就诊。4 年前患者曾因左主干及三支病变行心脏冠脉搭桥术。心电图检查（未出示）无急性缺血表现，而且心肌标志物正常。静脉使用硝酸甘油及肝素后，症状减轻，并住进了冠心病监护病房进行观察。3 小时后患者再次诉胸部不适，护士发现床旁心电监护仪显示心电图异常。

监护仪记录了何种异常？
最适当的治疗是什么？

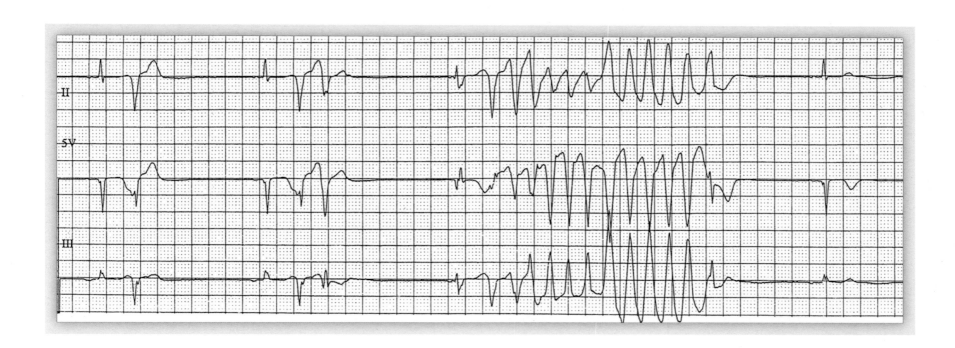

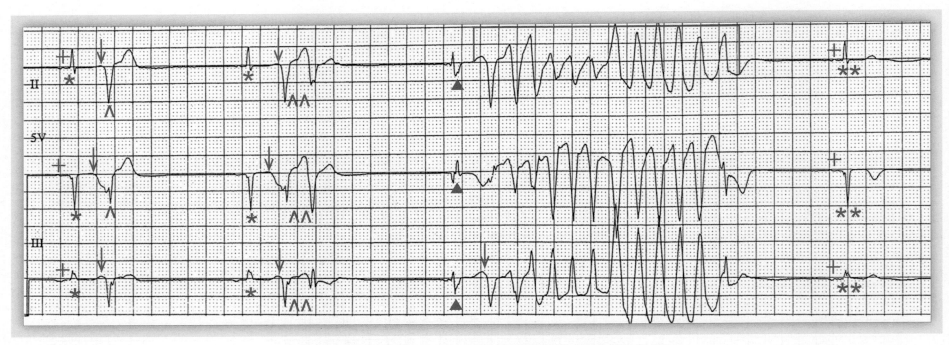

心电图 118 分析:窦性心律,R-on-T 室性早搏,非持续性多形性室性心动过速。

上图为胸痛发作时记录到的心电图,可以看到起初两个窄 QRS 波群(∗),前面均有相关 P 波(+),且 PR 间期恒定为 0.14s。最后一个窄 QRS 波群(∗∗)前面也有 P 波,PR 间期也为 0.14s,重要的是 QT 间期是正常的(420ms)。在第一个窄 QRS 波群之后有一个室性早搏波(PVC)(∧),室性早搏与其前面室上性波形之间的间期较短,室性早搏落在前一个心搏 T 波的下降支早期(↓),这就是 R-on-T 性室性早搏。在第二个窄 QRS 波群后出现两个连续的室性早搏(∧∧),成为成对室早。与前面的室早一样,成对的室早也落在前面 T 波的下降支早期(↓)。第三个窄 QRS 波群(▲)后面也跟随 R-on-T 性室性早搏

(↓),然而,这个室性早搏诱发了一段短暂的多形性室性心动过速(⌐)。这种室性心动过速的 QRS 波形态和电轴是变化不定的,因它能自行终止,故而被称为非持续性多形性室性心动过速。

多形性室性心动过速,根据基本 QT 间期的长短见于两种情况。第一种在窦性或室上性心律时 QT 间期正常,那么多形性室性心动过速的发作与原发性缺血有关。另一种情况少见,多形性室性心动过速的发作与先天性或家族性疾病有关,比如儿茶酚胺性多形性室性心动过速,这些患者心脏结构正常,但发生了 ryanodine 或 calsequestrin 2 基因突变。■

68 岁男性患者,患有严重的睡眠呼吸暂停综合征,行外科胆囊切除手术后收入外科病房。心电监护显示,频繁出现心搏脱漏。

心电图显示何种异常?
心搏脱漏的原因是什么?

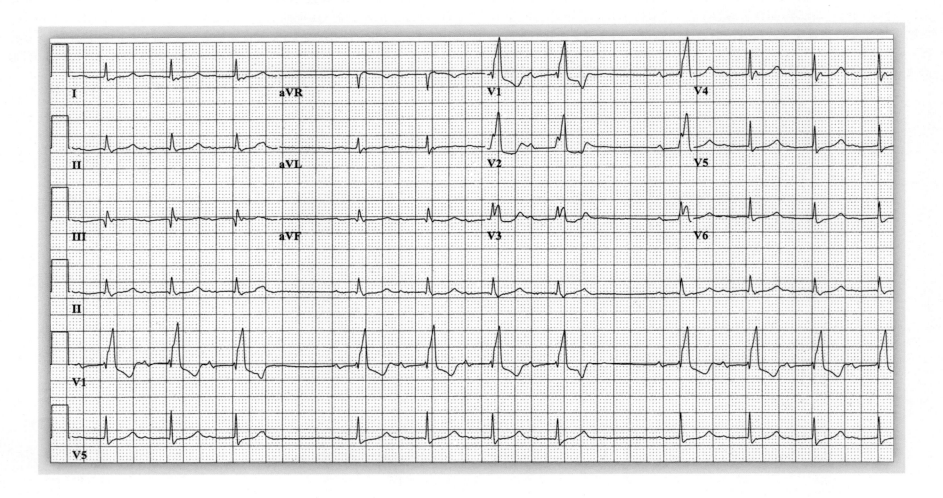

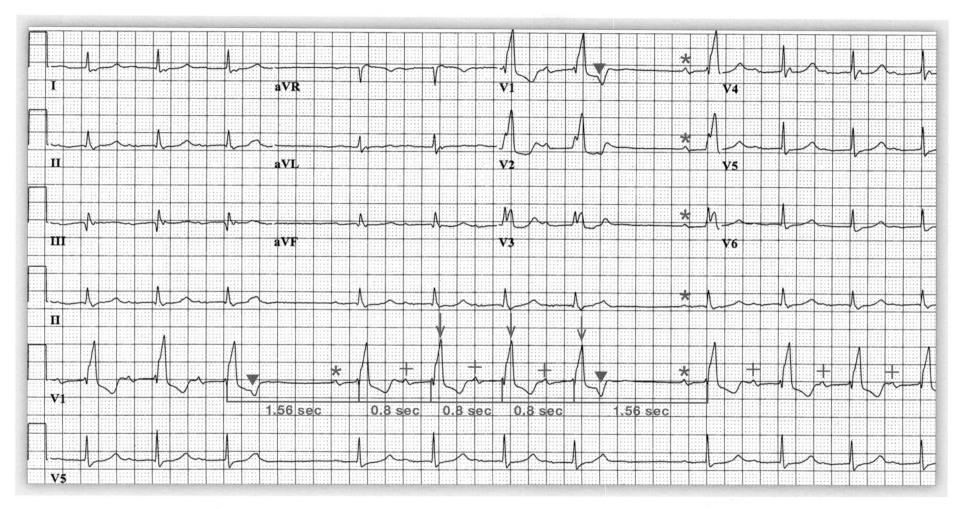

心电图 119 分析：I 度房室传导阻滞，房早未下传，房性早搏，右束支传导阻滞。

心电图显示规律的不规则节律，看似心搏成组出现。每个长 RR 间期之后都有一个相同形态的 P 波（＊）。其后是三个连续的 QRS 波群（↓），每一个 QRS 前面都有一个形态相同的 P 波（＋）。因此所有的 P 波都有相同的形态。暂停后的第一个 PR 间期（0.28s）略短于随后的 QRS 波群的 PR 间期（0.32s）。短的 PR 间期可能是由于长时间停顿或长 RR 间期引起房室传导增强的结果，或代表出现一个交界性逸搏。P 波在 I、II、aVF 及 V$_4$～V$_6$ 导联直立，因此基本节律为正常窦性心律，心率 74 次/分，伴 I 度房室传导阻滞。V$_1$ 导联中长 RR 间期之前的最后一个 QRS 波群的 T 波与其他 T 波不同（▼），波幅倒置更深，并有一个尖峰。V$_3$ 导联长间歇前面 ST 段上可见切迹，这是提前出现的 P 波（即房性早搏）叠加的结果，这种房性早搏未下传或被阻滞，造成一次停跳或长 RR 间期。

图中 QRS 波群增宽（0.16s），呈右束支传导阻滞图形（即 V$_1$ 导联呈 RSR′型，I、V$_5$～V$_6$ 导联 S 波增宽，基本上是等电位的）。电轴正常，在 0°～＋90°（I、aVF 导联 QRS 主波向上）。QT/QTc 间期正常（400/440ms，用延长的 QRS 时限校正后为 340/380ms）。该患者 P 波未下传，可能是 I 度房室传导阻滞的结果。原因可能是房室结功能异常（即通过房室结的传导减慢），导致房室结不能传导高频率的激动，因此早搏 P 波（高频率，短 PP 间期）无法通过房室结传导。房室结功能的异常及右束支传导阻滞，可能与该患者长期阻塞性睡眠呼吸暂停所引起的肺动脉高压及右室肥厚有关。当心电图存在右束支传导阻滞时，不能诊断右室肥厚。■

56岁男性糖尿病患者,无心脏疾病史,因晕厥来诊。患者出汗,血压为100/60mmHg。记录心电图120A,心电图120B是他的基础心电图。

心电图120A

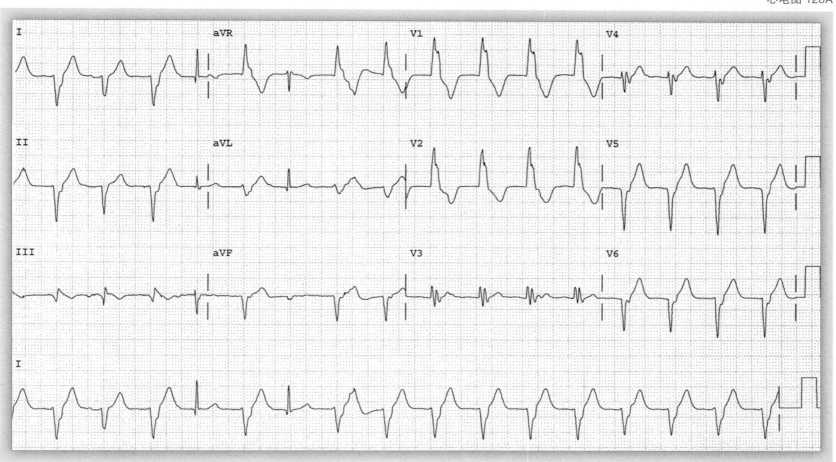

这是何种异常节律?
如何评估该心律失常的病因?

心电图 120B

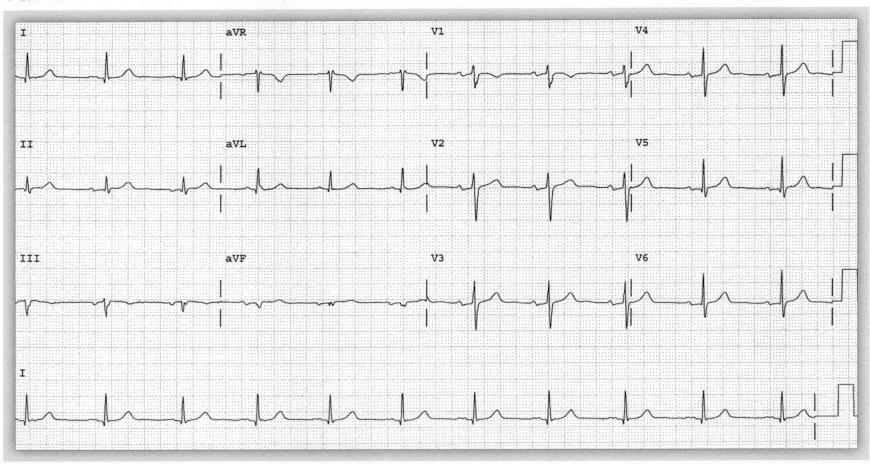

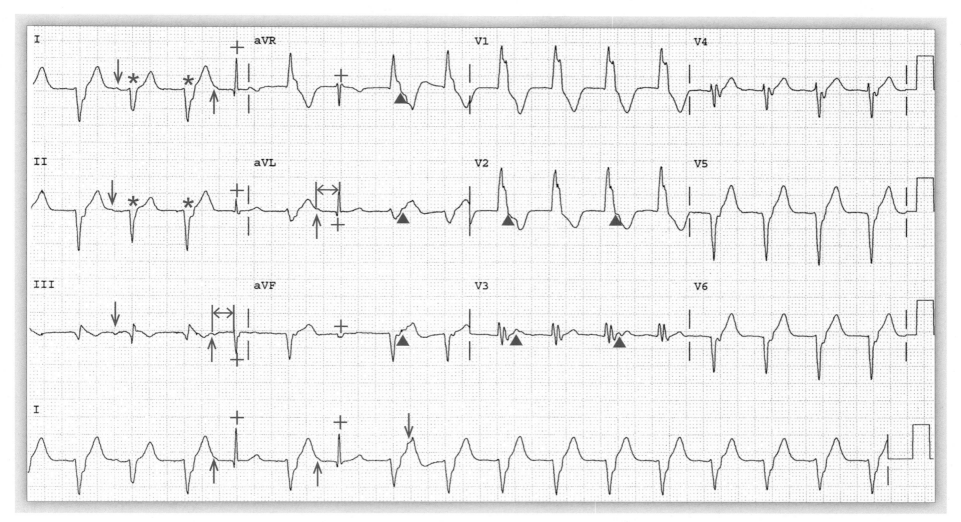

心电图 120A 分析:持续性单形性室性心动过速,心室夺获,房室分离。

心电图 120A 显示，心室率为 100 次 / 分，节律规整。QRS 间期延长（0.16s），心电轴不确定，在 -90°～+/-180°（Ⅰ、aVF 导联 QRS 主波向下）。两个窄 QRS 波（+）（时限 0.08s），前面均可见 P 波（↑），且 PR 间期（↔）相同为 0.24 秒，因此是窦性激动波形。虽然无其他清晰、明显的 P 波，但Ⅰ、Ⅲ导联中第一个和第二个 QRS 波之间似乎可见 P 波（↓）。心电图还显示，ST-T 不规则，$V_2 \sim V_3$ 导联（▲）尤为明显，提示有 P 波叠加。此外，QRS 波形态存在细微差异（*），Ⅰ、Ⅱ导联尤为明显。这些迹象提示存在房室分离，窄的窦性激动波（+）代表偶尔出现的心室夺获。因此，该图有许多持续性室性心动过速的特征。即，房室分离、偶尔夺获的窦性心搏和室性融合波 [第二个 QRS 波的前面有一个 P 波（↓），短的 PR 间期及 QRS 波群形态的微小变化]。

心室夺获及室性融合波是因为通过房室结传导的冲动与起源于心室肌的冲动相融合产生的。心电图另外两个特征也可确定室性心动过速。首先是心电轴不确定，这表明心室的激动不是冲动通过正常的希氏束-浦肯野系统传导产生，而是直接激动心室肌的结果。这种情况见于室性搏动、心室起搏及预激波（即预激综合征）。其次，是非频率相关的 ST-T 和 QRS 波形态的微小变化可以证实是室性心动过速。QRS 波形态及 ST-T 的微小变化是由于室性心动过速时心室激动不是通过正常的希氏束-浦肯野系统传导（这种情况下，冲动通过固定的传导通路激动心室，形成形态一致的 QRS 波群），而是心室肌直接被激动（此时，传导模式会不断变化）的结果。ST-T 的变化反映了心室复极的变化或有 P 波叠加的结果。重要的是，任何室上性节律（窦性、房性或房室交界性），冲动传导至心室始终通过相同的途径，因此，QRS 波和 ST-T 都是相同的。该图中，因为所有 QRS 波群的形态相似（尽管在外形上有细微的变化），所以为单形性室性心动过速。

这种宽 QRS 心动过速，其 QRS 波群的形态类似于右束支传导阻滞（在 V_1 导联 R 波振幅高于 S 波的深度）。但 V_1 导联无特征性 RSR′形，V_6 导联表现 S 波＞R 波，这两条都符合室性心动过速的诊断。

单形性室性心动过速与以下疾病有关，慢性缺血性心脏疾病（不是急性心肌缺血，而是心肌瘢痕或纤维化）、各种心肌病（肥厚性、浸润性或扩张性），先天性综合征（Brugada 综合征或致心律失常性右室心肌病）、心脏结构正常的流出道性心动过速、电解质紊乱以及药物中毒性心律失常（可卡因、地高辛）。因此，除了常规的血液检查和毒理学筛选外，评价室性心动过速的病因还包括，应用某些形式的负荷试验评估冠状动脉疾病（平板运动、药物或负荷超声心动图）。超声心动图可以用来评估与室性心动过速相关的结构性心脏病，如瓣膜病、心腔扩大或心室肥厚。动态心电图可以用来评估室性心动过速发生的频率和持续时间。磁共振成像可用于评估心肌纤维化、炎症或脂肪浸润的面积。

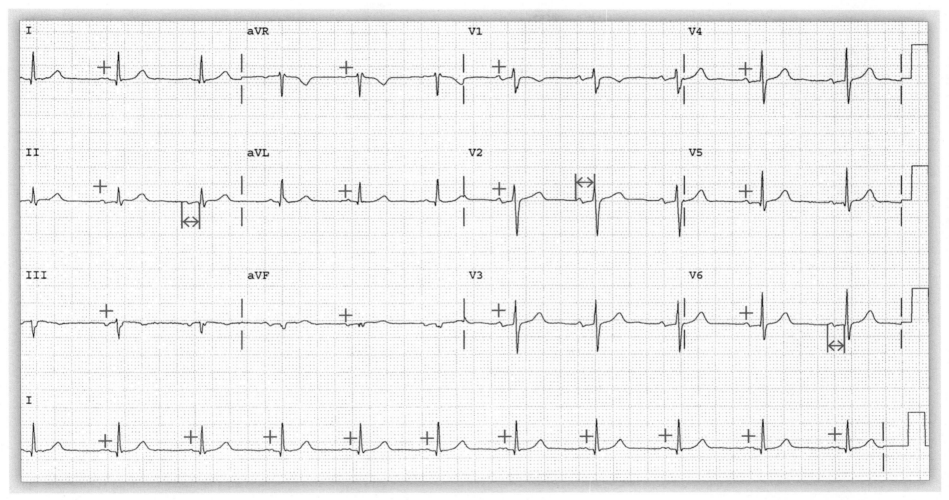

心电图 120B 分析：**正常窦性心律。**

心电图 120B 显示，心率为 64 次 / 分，节律规整。每个 QRS 波群前面都有一个 P 波（+），及恒定的 PR 间期（0.20s）。Ⅰ、V$_4$ ～ V$_6$ 导联 P 波直立，Ⅱ、aVF 导联 P 波为双向（正负），因此该图为窦性心律。QRS 波群时限（0.08s）、形态正常，QT/QTc 间期也正常（400/410ms）。该 QRS 波群与心电图 120A 中的窄 QRS 波群的时限及形态完全相同。这也证实了心电图 120A 中窄的 QRS 波确实是间歇性的心室夺获。

然而，该图中的 PR 间期（↔）短于心电图 120A 中的心室夺获波前的 PR 间期，这是逆行性隐匿性传导的结果。室速发作时，来自心室的冲动可逆行传导进入房室结。然而，如果逆行冲动传导仅穿过部分房室结，则被终止（逆向传导被隐藏）。此时，房室结仅部分去极化，而下一个窦性冲动可顺行传导经过房室结，但速度会减慢，由此使 PR 间期延长。这是造成心室夺获波的 PR 间期（0.24s）与窦性激动的 PR 间期（0.20s）差别的原因，也是室速发作时，冲动在房室结逆行性隐匿性传导的结果。

很多情况下，快速的室性节律由于反复、完全地逆行室房传导，使窦性冲动顺行传导时，房室结始终处于不应期。这就是室性心动过速时，出现房室分离的原因，因为房室结常常处于不应期，使窦性激动不能经房室结顺行传导到心室。然而，如果窦性冲动适时在室性冲动通过并使房室结逆行去极化之前（隐藏其中）进入房室结，由于此时，房室结并不是完全处于不应期，则可以较慢的速率传导通过房室结，尽管房室结部分处于不应期。与窦性激动波相比，将导致较长的 PR 间期。∎

索引